Widmar Puhl
Dr. med. Jan Wiciok

Bluthochdruck

Widmar Puhl
Dr. med. Jan Wiciok

Bluthochdruck

Erkennen – Vorbeugen – Behandeln

MIDENA

Die medizinische Wissenschaft befindet sich in ständiger Entwicklung. Die Forschung an Universitäten, Kliniken und in der pharmazeutischen Industrie erbringt Tag für Tag Wissen, das in neue Behandlungsmethoden und Medikamente einfließt. Der vorliegende Ratgeber wurde mit größter Mühe und Sorgfalt geschrieben. Autoren, Redaktion und Verlag können aber dennoch keine Haftung für die Gültigkeit des Gesagten übernehmen. Der Leser ist in jedem Fall verpflichtet, die Beipackzettel der Medikamente genau zu lesen und alle Informationen über Dosierung, Nebenwirkungen und Gegenanzeigen zu berücksichtigen. Im Zweifelsfalle ist der Arzt oder Apotheker um Rat zu fragen, wie auch andere wichtige Entscheidungen zur Behandlung immer mit dem Arzt abzusprechen sind.

Die Deutsche Bibliothek – CIP-Einheitsaufnahme
Puhl, Widmar:
Bluthochdruck : erkennen – vorbeugen – behandeln /
Widmar Puhl ; Jan Wiciok. –
Küttigen/Aarau :
Midena, 1996
ISBN 3-310-00240-3
NE: Wiciok, Jan:

Midena Verlag, CH-5024 Küttigen/Aarau

Konzeption und Produktion: Hampp-Verlag, Würzburg/
MediText Dr. Magda Antonic, Stuttgart
Zeichnungen: Winfried Bährle; Antonio Muñoz
Fotos: Dr. Christian Kaplan
Umschlaggestaltung: Parzhuber & Partner, München
Satz: Claudia Tiffinger, Aidlingen
Druck und Bindung: Ueberreuter, Korneuburg

Gedruckt auf umweltfreundlich chlorfrei gebleichtem Papier
Printed in Austria

ISBN 3-310-00240-3

Vorwort

In Europa sterben durchschnittlich jeden Tag 2800 Menschen an einem Herzinfarkt oder Schlaganfall. Die Ursache: zu hoher Blutdruck. Allein in Deutschland leiden rund 10 Millionen daran, doch das müßte nicht sein. Bluthochdruck ist wahrscheinlich deshalb die „Volksseuche" Nummer eins, weil nur jeder zweite Betroffene überhaupt weiß, daß er nicht gesund ist. Wir möchten in diesem Buch allgemein verständlich darüber informieren, was Bluthochdruck ist, wie man ihn erkennt und behandelt, aber vor allem, wie man ihm und den lebensgefährlichen Folgeschäden an Nieren, Herz und Gehirn vorbeugen kann. Das kann nicht nur dazu beitragen, Leben zu retten, sondern auch das Leben lebenswert zu erhalten.

Die Medizin ist ausgezeichnet gerüstet für den Kampf gegen den Bluthochdruck. Jetzt geht es in erster Linie darum, daß auch die Patienten es sind. Wenn Sie also feststellen, daß Sie einen zu hohen Blutdruck haben, sollten Sie nicht erschrecken, sondern handeln. Wir wollen Sie mit diesem Buch in die Lage versetzen, auf Dauer ein sachkundiger Partner Ihres Arztes bei der Behandlung zu sein.

Widmar Puhl
Dr. med. Jan Wiciok

Inhalt

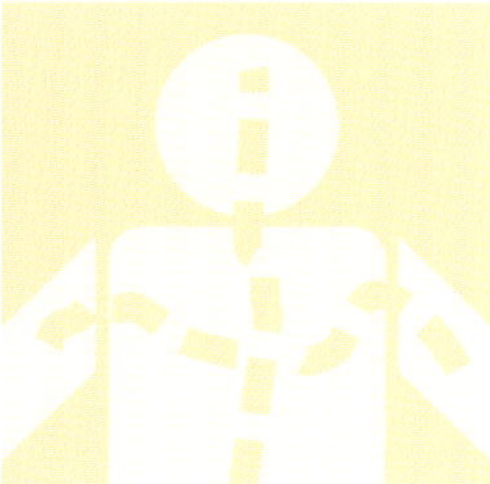

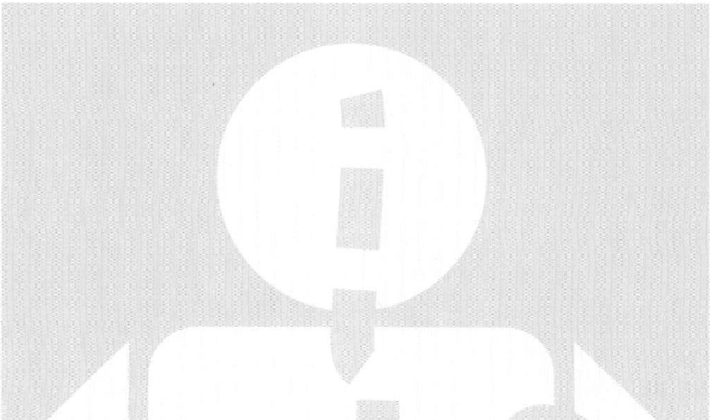

Was ist eigentlich Bluthochdruck?

Das Herz pumpt über die Blutgefäße Energie, Sauerstoff und alles andere, was wir zum Leben brauchen, durch den Körper. Dieser lebenswichtige Kreislauf des Blutes kann nur funktionieren, wenn in den Blutgefäßen der richtige Druck herrscht. Der Blutdruck wird zu hoch, wenn das Herz zu oft schlägt, wenn zuviel Flüssigkeit im System ist oder wenn die Blutgefäße zu eng sind. Dann muß das Herz zu hart arbeiten, und ein gefährlicher Teufelskreis kommt in Gang.

Wie arbeiten Herz und Blutgefäße?

Das Herz ist ein starker hohler Muskel, dessen beiden Kammern wie eine Druck- und Saugpumpe arbeiten. 60 bis 80 Pumpstöße macht das Herz durchschnittlich in der Minute, und das ein ganzes Leben lang mit großer Regelmäßigkeit und nahezu gleichbleibender Kraft. Wenn der Körper in Ruhestellung ist, schlägt das Herz langsamer, wenn man sich anstrengt oder aufregt, schlägt es schneller. Dabei transportiert das Herz eines Erwachsenen rund 5 Liter Blut in der Minute – oder 8000 Liter am Tag und 3 Millionen Liter im Jahr. Das Rohrsystem, durch das unser Blut fließt, ist sehr lang: Allein die großen Arterien und Venen machen 16 Meter aus. Hinzu kommen fast 240 Kilometer an kleineren Blutgefäßen bis hin zu den haarfeinen Verästelungen der Kapillaren.

Den Herzschlag oder den Puls kann man vor allem an den großen oberflächlichen Arterien am Hals und an den Handgelenken gut fühlen.

Was ist eine Systole?

Als Systole bezeichnen die Mediziner die Phase der Anspannung und Kraftentwicklung des Herzmuskels. Immer, wenn sich das Herz zusammenzieht, wird frisches, d. h. sauerstoffreiches Blut von der Lunge in einem Schwall aus der linken Herzkammer in die Hauptschlagader (Aorta) gedrückt. Von dort fließt es durch Arterien, und immer engere Blutgefäße und kommt zu einem Netz

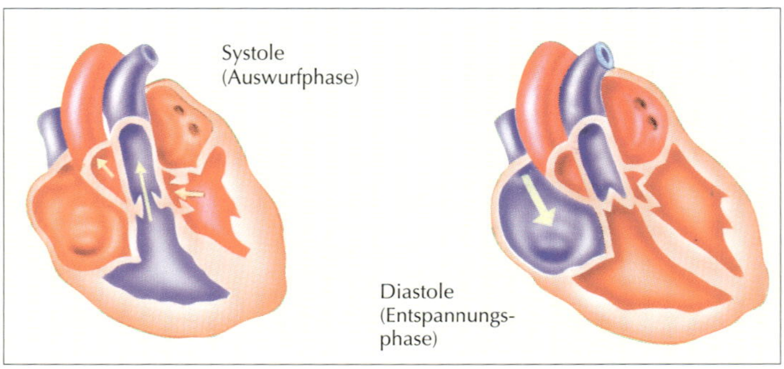

In der Systole oder Spannungsphase zieht sich das Herz zusammen und stößt unter Druck Blut aus, in der Diastole entspannt es sich. Den Druckunterschied zwischen Systole und Diastole nennt man Blutdruckamplitude.

unzähliger kleiner Haargefäße (Kapillaren). Diese haben sehr dünne Wände, durch die Nährstoffe und Sauerstoff an die Körperzellen abgegeben und Abfallstoffe wie Kohlendioxid aufgenommen werden. Von den Kapillaren fließt das sauerstoffarme Blut durch die Venen zurück in die rechte Herzkammer.

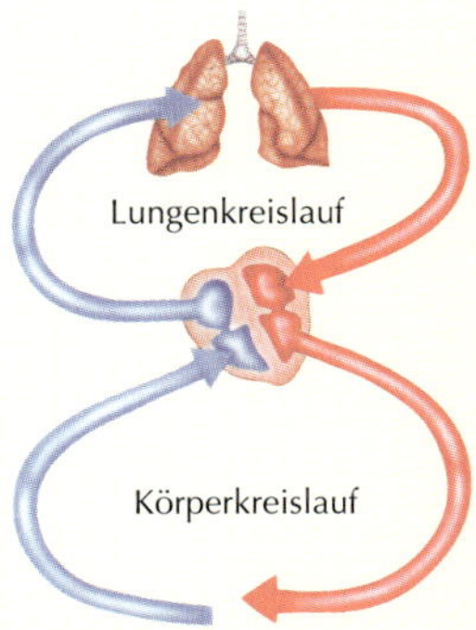

Der Lungenkreislauf versorgt das Blut mit frischem Sauerstoff und erlaubt es, das Abfallprodukt Kohlendioxid abzugeben. Der Körperkreislauf verteilt das Blut im gesamten Körper.

Was ist eine Diastole?

Diastole nennt man die Ruhepause nach dem Zusammenziehen des Herzens: Der Muskel erschlafft wieder eine Zeitlang und übt keinen Druck auf das Blut aus. Dennoch fließt das Blut in dem System zusammenhängender Röhren durch die Blutgefäße von verschiedener Dicke weiter. Vorwiegend in dieser Phase wird in der Lunge die „verbrauchte Atemluft" in Form von Kohlendioxid durch frischen Sauerstoff ausgetauscht. Das Blut fließt während der Diastole von der rechten Herzkammer durch die Lungenvene, dann durch die zahlreichen Lungenkapillaren und zurück durch die Lungenarterie in die linke Herzkammer.

Was ist der kleine und was der große Kreislauf?

Als kleinen Kreislauf oder auch Lungenkreislauf bezeichnet man den Teil des Herz-Kreislauf-Systems, der zwischen rechter Herzkammer, Lunge und linkem Herzvorhof verläuft. Er reichert das Blut mit Sauerstoff aus der Lunge an und gibt Kohlendioxid an die Lunge zum Ausatmen ab. Der große Kreislauf oder Körperkreislauf verteilt dann das sauerstoffreiche Blut im ganzen Körper.

Das Blut kommt auch während der Erschlaffung des Herzens nicht zum Stillstand. Das liegt daran, daß die großen Blutgefäße elastisch sind. Sie wirken wie eine Pumpe. Die kleineren Blutgefäße sind starrer. Dafür haben sie spezielle Nerven in den Gefäßwänden, die das Erweitern und Zusammenziehen steuern.

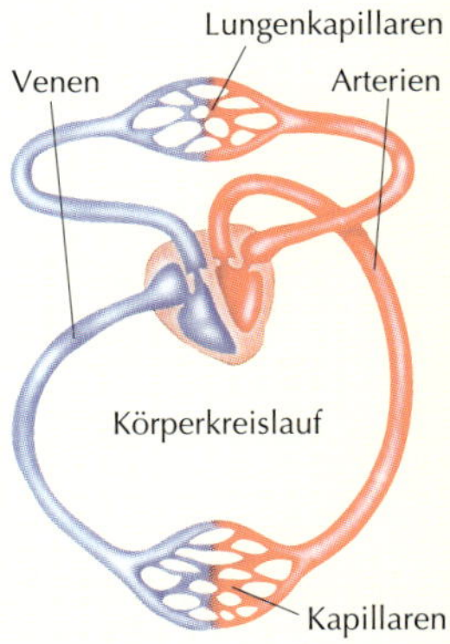

Die Kapillaren steuern im Körperkreislauf den Blutdruck ganz entscheidend mit und sind besonders wichtig für Durchblutung oder Durchblutungsstörungen.

Gibt es normale Blutdruckschwankungen?

Der Blutdruck ist nicht immer gleich hoch, sondern zeigt Schwankungen – schon im normalen Tagesablauf: Während des Schlafes in der Nacht ist er am niedrigsten. Nach dem Aufwachen steigt er stark an und fällt nach dem Mittagessen für etwa eine Stunde deutlich ab, unter anderem weil mehr Blut zur Verdauung des Mittagessens in den Darmtrakt fließt. Danach steigt der Blutdruck bis zum Abend wieder an und sinkt spätestens nach Einbruch der Dunkelheit wieder ab. Hier spielt die „biologische Uhr" eine große Rolle. Spitzenwerte erreicht der Blutdruck bei körperlichen Belastungen oder seelisch-nervösem Streß. Wenn dies für kurze Zeit geschieht, ist es ganz normal.

Nicht normal ist es, wenn man nicht mehr zur Ruhe kommt und der Blutdruck ständig oder häufig für längere Zeit überdurchschnittlich hoch ist.

Wie wird der Blutdruck gesteuert?

Für die Regulierung des Blutdrucks hat der Körper ein sensibles automatisches System. Dazu gehören die Nervenenden in der Hauptschlagader (Aorta) und in den Halsschlagadern, die mit dem Erregungszentrum im Gehirn in Verbindung stehen. Auch die sogenannten Widerstandsgefäße, die kleineren Blutgefäße, sind hier beteiligt: Verengen sie sich, steigt der Blutdruck an, erweitern sie sich, sinkt er. Das bewirken Muskeln in den Gefäßwänden, die von Nerven gesteuert werden. Die Impulse für diese Nerventätigkeit werden meist vom vegetativen Nervensystem ausgelöst, dem Teil des Nervensystems, das nicht direkt dem Willen unterworfen ist. Dabei spielen Botenstoffe und Hormone eine wichtige Rolle. Ihre Aufgabe ist es, die Körperfunktionen an die äußeren Lebensumstände anzupassen.

Die Steuerung des Blutdrucks ist Aufgabe eines empfindlichen und komplizierten Systems, bei dem es viele mögliche Ursachen für Störungen gibt.

Die meisten Ärzte halten sich an bestimmte Richtwerte, um zu beurteilen, ob der Blutdruck eines Patienten noch im Bereich des Normalen liegt. Sie messen diese Werte in Millimetern einer Quecksilbersäule (mm Hg). Danach sollte der systolische Spitzen-Blutdruck sich in folgenden Grenzen bewegen:

- Nach der Geburt 60–70 mm Hg
- Bei Säuglingen 80–85 mm Hg
- Im Alter bis zu 10 Jahren 80–100 mm Hg
- Im Alter von 10–30 Jahren 120 mm Hg
- Im Alter von 30–40 Jahren 125 mm Hg
- Im Alter von 40–60 Jahren 135–140 mm Hg
- Im Alter von über 60 Jahren 150–160 mm Hg

Warum leiden Menschen mit niedrigem Blutdruck?

Zu niedriger Blutdruck (Hypotonie) ist zwar meistens nicht so gefährlich, aber dennoch unangenehm. Man unterscheidet zwischen einer konstitutionellen, essentiellen oder primären Hypotonie, die auf eine Veranlagung zurückgeht, und einer symptomatischen oder sekundären Hypotonie. In den meisten Fällen, wenn der Kreislauf zu schwach reguliert wird, leiden die Patienten unter Müdigkeit und Frösteln, manchmal unter Kopfschmerzen, und neigen zu Wetterfühligkeit und Antriebsschwäche oder Lustlosigkeit.

Gefährlich kann die sogenannte symptomatische oder sekundäre Hypotonie werden, denn: Sie kann eine Folge innerer Krankheiten wie Funktionsstörungen der Nebennieren, der Schilddrüse oder des Herzens sein.

Warum fühlen sich Menschen mit hohem Blutdruck wohl?

Im allgemeinen spüren Menschen mit Bluthochdruck (Hypertonie) erst etwas, wenn die Krankheit schon fortgeschritten ist. Bei leichtem Bluthochdruck kann man jahrelang beschwerdefrei sein, bis dann Symptome wie Herzklopfen, Schwindelgefühle, Angstzustände, Schweißausbrüche, Ohrensausen oder Nasenbluten auftreten.

Weil Bluthochdruck zunächst praktisch keine Beschwerden verursacht, nehmen so viele Menschen die ersten Hinweise bei ärztlichen Untersuchungen nicht ernst – und sind leichtsinnig.

Wann spricht man von Bluthochdruck?

Als Bluthochdruck oder Hypertonie bezeichnen Ärzte einen Blutdruck, der eindeutig und dauerhaft über dem Durchschnittswert eines gesunden Menschen liegt. Als normal gilt ein systolischer Blutdruck-Meßwert bis zu 140 mm Hg und ein diastolischer Blutdruck bis zu 90 mm Hg, und zwar bei Männern und Frauen gleichermaßen. Wer über 60 Jahre alt ist, kann unter Umständen auch im Ruhezustand einen systolischen Spitzenwert von mehr als 150 mm Hg erreichen, ohne krank zu sein.

Normal ist bei Erwachsenen ein systolischer Blutdruck von nicht mehr als 140 und ein diastolischer Blutdruck von höchstens 90 mm Hg.

Was ist eine Grenzwert-Hypertonie?

Eine sogenannte Grenzwert-Hypertonie ist im Grunde eine Form des milden oder leichten Bluthochdrucks, die sich an der Grenze zwischen Normalität und Krankheit bewegt. In Zahlen heißt das, es werden systolische Werte von 140 bis 160 mm Hg und diastolische Werte von 90 bis 95 mm Hg gemessen. Auch wenn sich die Werte häufig wieder einpendeln: Solche Patienten können leicht einmal einen dauerhaften Bluthochdruck entwickeln und sollten regelmäßig beobachtet werden.

Wann spricht man von „leichter Hypertonie"?

Als „leicht" bezeichnet man einen Bluthochdruck mit systolischen Werten zwischen 140 und 180 und diastolischen Werten zwischen 90 und 105 mm Hg, bei dem noch keine Organe geschädigt sind. Dabei ist vor allem auf eine Verdickung des Herzmuskels – ein Hinweis auf „Überarbeitung" und Vorzeichen für eine Herzschwäche – oder auf Nierenschäden zu achten. Werden solche Schäden diagnostiziert, kann man schon längst nicht mehr von leichten Fällen sprechen.

Vor allem dann, wenn es in der Familie schon Fälle von Bluthochdruck oder eine Neigung zu Übergewicht gibt, besteht die Gefahr einer erblichen Veranlagung.

Die gemessenen Werte sollten innerhalb von vier Wochen bei mindestens zwei (besser mehr) verschiedenen

Messungen zustande kommen. Außerdem sollte immer am selben Arm und zur gleichen Tageszeit gemessen werden. Sonst besteht die Gefahr, daß es sich nicht um typische Werte, sondern um Ausnahmen handelt.

Patienten mit Herz- oder Nierenkrankheiten, zum Beispiel einer Nierenentzündung, bekommen besonders leicht Bluthochdruck.

Wann ist der Bluthochdruck „schwer“ oder „mittelschwer“?

Die Weltgesundheitsorganisation WHO (World Health Organisation) hat 1993 eine Statistik veröffentlicht, die ganz gute Anhaltspunkte für die Einordnung von Bluthochdruck in verschiedene Schweregrade bietet:

	systolisch	diastolisch
• Grenzwerte:	140–160	90–95
• leicht:	160–180	95–100
• mäßig:	180–200	100–105
• mittelschwer:	200–220	105–115
• schwer:	240–260	über 115.

Eine solche Einteilung ist eine Hilfe, um zu entscheiden, wann welche Formen der Behandlung einsetzen sollten. Solche Empfehlungen sind in gewissen Grenzen sehr hilfreich, können aber niemals die Entscheidung des Arztes ersetzen.

So sagt die WHO-Statistik beispielsweise, ob bei einem diastolischen Wert von über 100 mg blutdrucksenkende Medikamente zu geben sind. Ist der Patient aber unsportlich oder ein Kettenraucher, dann könnte er seinen Blutdruck vielleicht durch regelmäßigen Sport oder den Verzicht auf Zigaretten selbst wieder unter diese kritische Grenze drücken.

Meßwerte und Statistiken sind ein Anhaltspunkt, können aber nicht entscheiden, ob man schwer krank ist oder nicht.

Wer es schafft, mit eigenen Mitteln oder Naturheilmitteln wieder unter die kritischen Werte zu kommen, hat zudem den psychologischen Vorteil, daß er sich nicht mehr als schwerer Fall fühlt. Das senkt aus gutem Grund seinen Streß, die Angst und die Anspannung und damit letztendlich den Blutdruck.

Welche Formen von Bluthochdruck gibt es?

Außer den Formen von Bluthochdruck, die durch körperliche Krankheiten entstehen, kann man zwei große Gruppen unterscheiden. Die eine ist die mit rund 90 Prozent aller Bluthochdruckerkrankungen häufigste, die essentielle oder primäre Hypertonie. Die zweite Gruppe betrifft spezielle Bereiche des Kreislaufs oder bestimmte Patientengruppen.

Die häufigste Form von Bluthochdruck nennt man essentielle oder primäre Hypertonie.

Was ist eine essentielle Hypertonie?

Dieser Bluthochdruck entsteht nicht durch eine bestimmte Ursache, sondern durch ein Gemisch aus erblicher Veranlagung, Umwelteinflüssen sowie Befindlichkeiten und Verhaltensweisen des Patienten. Bei der erblichen Veranlagung gehen die meisten Ärzte inzwischen von einer angeborenen Funktionsschwäche der Blutgefäße aus. Sie tritt meistens im Zusammenhang mit einem athletischen oder rundlich-gedrungenen Körperbau auf.

Was ist Widerstandshochdruck?

Der Widerstandshochdruck, auch Drosselungshochdruck genannt, verursacht zusammen mit Durchblutungsstörungen Blässe. Wenn Nierenschäden dazu führen, daß bestimmte Hormone überhandnehmen, verengen sich die Arterien krampfartig. Die Durchblutung der Nieren ist schlecht, und die Verkalkungsgefahr wächst.

Was ist eine pulmonale Hypertonie?

Patienten mit Widerstandshochdruck fallen häufig durch Blässe auf, die von Durchblutungsstörungen kommt.

Im Lungenkreislauf kann es unabhängig vom Blutdruck im Körperkreislauf zu Bluthochdruck kommen. Und dies obwohl beide eine Arbeitseinheit bilden und nur aus Gründen der Methodik getrennt voneinander betrachtet werden. Ursache ist eine krankhafte Veränderung der kleinen Blutgefäße der Lunge, die dann dem Blut zuviel

Widerstand entgegensetzen. Auslöser kann eine Lungenkrankheit wie Bronchitis sein, aber auch ein Herzfehler, der einen Rückstau von Blut in der Lunge bewirkt.

Was ist Pfortaderhochdruck?

Durch die große Pfortader (Vena portae) fließt das Blut aus den Venen von Magen und Darm, Milz und Bauchspeicheldrüse zur Leber. Wenn es hier zu einem Blutstau kommt, kann es zu Abflußbehinderungen in der Leber und Verstopfungen der Venen in der Milz kommen. Das führt dazu, daß sich Umgehungs-Blutgefäße bilden und diese Hämorrhoiden und Krampfadern entstehen lassen, die zu gefährlichen Blutungen neigen. Durch den Blutstau kommt es zu Organschwellungen.

Ältere Menschen müssen nicht automatisch unter Bluthochdruck leiden. Ursachen für Altershochdruck sind unter anderem Verschleiß und Verkalkung an den Blutgefäßen.

Was ist Altershochdruck?

Bei älteren Menschen haben die Blutgefäße oft ihre Elastizität eingebüßt. Eigentlich spielt das Alter für den Blutdruck keine große Rolle, doch wirken sich gerade Alterskrankheiten aller Art auf den Blutdruck aus. Vor allem Herzkrankheiten und Arterienverkalkung sowie die Folgen eines ungesunden Lebens über lange Zeit hinweg beeinflussen das Blutdruck-System.

Schwangerschaftshochdruck

Bei manchen Schwangeren kommt es zu Durchblutungsstörungen in der Plazenta. Warum dies so ist, konnte bisher nicht eindeutig geklärt werden. Man vermutet jedoch, daß es mit der hormonellen Umstellung zusammenhängt. Schwangerschaftshochdruck kann gefährlich werden, unter Umständen sogar zu einer Frühgeburt führen. Schwangere mit hohem Blutdruck werden deshalb sorgfältig beobachtet – auch weil sie viele der üblichen Medikamente gegen Hypertonie nicht einnehmen dürfen.

Bluthochdruck, der ausschließlich durch eine Schwangerschaft entsteht, ist sehr selten. Meistens bringt die Schwangerschaft nur eine Veranlagung zutage.

Welche Symptome und Warnzeichen gibt es?

Die Anzeichen (Symptome) für Bluthochdruck sind leider unspezifisch – sie können die unterschiedlichsten Ursachen haben. Vor allem im Frühstadium der Krankheit ist Hypertonie kaum zu erkennen; deshalb wird sie häufig verkannt, verschleppt oder nicht ernst genommen. Manche der Betroffenen fühlen sich ausgesprochen wohl und wirken auf ihre Zeitgenossen alles andere als krank. Doch die Fachleute sind sich darin einig, daß es ziemlich zuverlässige Warnsignale des Körpers gibt. Je mehr von ihnen zutreffen, desto sicherer sprechen sie dafür, daß der Blutdruck zu hoch ist.

Direkte Symptome gibt es bei Bluthochdruck erst spät. Um so wichtiger sind regelmäßige Messungen und ein sorgfältiges Achten auf die ersten Warnzeichen.

Was sind die wichtigsten Warnsignale?

Viele Menschen reagieren auf die ersten Anzeichen von Bluthochdruck damit, die Symptome zu unterdrücken. Diese Art von Selbsthilfe kann den Blutdruck aber nicht senken, da sie nicht die eigentlichen Ursachen bekämpft. Vielmehr kann sie sogar dazu führen, das wahre Problem zu verdecken. Hauptsächlich sollte man auf folgende Warnzeichen achten:

- **Kopfdruck** oder manchmal nur kurze Zeit dauernde **Kopfschmerzen;**
- **Schwindelgefühl,** manchmal in Verbindung mit Ohrensausen oder Sehstörungen;
- **Leichte Ermüdbarkeit und nachlassende Leistungsfähigkeit;** oft kommt es in mittleren Jahren zu einem regelrechten Leistungsknick mit Merk- und Konzentrationsschwächen;
- **Schlafstörungen;** unregelmäßiges verzögertes Einschlafen oder zu frühes Aufwachen;
- **Nervosität und Gereiztheit;** man wird leicht erregbar, ohne es selbst zu merken, und geht schon aus geringfügigem Anlaß „in die Luft“;

Bluthochdruck ist eine Zivilisationskrankheit, zu deren häufigsten Ursachen Übergewicht, Streß, Rauchen und Alkohol gehören.

- **Herzbeschwerden;** vor allem Herzklopfen oder ein Gefühl von Druck und Enge in der Herzregion, besonders bei Anstrengungen oder Aufregungen;
- **Beklemmungen und Atemnot;** oft verbunden mit Schweißausbrüchen bei körperlichen oder psychischen Belastungen;
- **Sexualstörungen;** bei der Frau ein nachlassendes geschlechtliches Bedürfnis, beim Mann auch Erektionsschwächen.

Allergiker oder Menschen mit ausgeprägtem Bluthochdruck sollten besonders auf Anzeichen einer Hochdruckkrise achten und beim geringsten Verdacht einen Arzt rufen.

Woran erkennt man eine Hochdruckkrise?

Eine Hochdruckkrise bedeutet immer akute Lebensgefahr, weil ihr ein Schlaganfall oder ein Herzinfarkt folgen kann. In solchen Situationen steigt der Blutdruck ziemlich plötzlich ins Schwindelerregende – beispielsweise von 160/95 mm Hg auf 220/105 oder gar auf 260/120 mm Hg. Mögliche Ursachen oder Auslöser können Nierenerkrankungen sein, ein allergischer Schock, Alkoholmißbrauch, eine extreme Aufregung oder eine Durchblutungsstörung im Gehirn.

Vorzeichen einer Hochdruckkrise:

- Starke Kopfschmerzen,
- Druckschmerz in der Herzgegend,
- Starkes Schwindelgefühl, Atemnot und Sehstörungen,
- Übelkeit und Erbrechen,
- Krämpfe,
- Bewußtseinstrübungen, manchmal Bewußtlosigkeit.

Auch Medikamente, deren Wirkungen man falsch einschätzt oder deren Nebenwirkungen man nicht bedacht hat, lösen manchmal eine Hochdruckkrise aus. Auf jeden Fall ist der Blutdruck dann nicht mehr in eigener Regie unter Kontrolle zu bekommen. Bei Anzeichen einer Hochdruckkrise sollte man sofort einen Arzt rufen! Wenn der Patient bewußtlos wird oder Komplikationen auftreten, wird er ihn ins Krankenhaus einweisen.

Für solche Notlagen ist eine Intensivstation am besten ausgerüstet, und das Fachpersonal kann sich bei der Überwachung und Pflege des Patienten rund um die Uhr abwechseln.

Wie wird der Blutdruck gemessen?

Im allgemeinen messen Ärzte heute auf der ganzen Welt den Blutdruck mit einer Methode, die der italienische Kinderarzt Scipione Riva-Rocci (1863–1937) aus Almese bei Turin erfunden hat. Für die Blutdruckmessung nach Riva-Rocci benutzt man ein Quecksilbermanometer. Es mißt den Blutdruck ähnlich, wie ein Barometer den Luftdruck mißt, über eine aufblasbare Druckmanschette, die sich nur nach innen ausdehnen kann.

An dieser Druckmanschette, die um den Oberarm befestigt wird, ist oft schon innen ein Stethoskop-Mikrofon angebracht, das für die Messung genau über die Schlagader des Oberarms zu liegen kommt. Dann muß nicht gleichzeitig ein Stethoskop (Hörrohr) festgehalten werden. Der Arm wird in Herzhöhe ausgestreckt, am besten auf einen Tisch gelegt.

Zuerst legt man das Stethoskop an. Über eine kleine Luftpumpe wird nun die Manschette aufgepumpt, die die Armarterie abdrückt, bis kein Blut mehr durchfließt. Dies erkennt man daran, daß am Handgelenk kein Puls mehr zu fühlen ist.

In vielen Fällen reichen die sogenannten „Sprechstunden-Blutdruckwerte" nicht aus. Erstens werden sie zu selten gemessen, zweitens sind viele Patienten in Gegenwart eines Arztes zu unruhig.

Das Meßgerät an der Pumpe zeigt einen systolischen Druck von 30 mm Hg über normal. Dann läßt man über ein Ventil am Pumpengriff den Druck langsam um 2–3 mm Hg pro Sekunde ab. Wenn das Blut wieder zu strömen beginnt, hört man im Stethoskop ein Klopfen (elektronische Geräte geben ein Pieps- oder Blinkzeichen). In diesem Moment liest man den systolischen Spannungs-Blutdruck ab.

Dann wird weiter Luft aus der Manschette abgelassen, bis der Puls in der Arterie unhörbar wird. Beim letzten Ton oder Blinkzeichen wird der diastolische Ruheblutdruck angezeigt.

Wie kann man den Blutdruck selbst messen?

Es gibt inzwischen elektronische Geräte, die sowohl den systolischen als auch den diastolischen Blutdruck digital anzeigen. Da sie einfacher handzuhaben sind, eignen sie sich für die Selbstkontrolle von Patienten besser.

Man sollte immer nach dem gleichen Standardverfahren messen und streng nach Plan vorgehen, um Meßfehler zu vermeiden.

Wer seinen Blutdruck selbst mißt, hat eine wichtige Hilfe zur Hand. Man sollte seinen Blutdruck in vielen verschiedenen Situationen messen, um ein Gefühl dafür zu bekommen.

Zunächst mißt man am besten mehrmals täglich zu festen Zeiten (je nach Tagesrhythmus und Tätigkeiten). Später wird man mehr auf besondere Situationen achten, um „Ausreißer" zu vermeiden. Da sich niemand über längere Zeit all diese Meßwerte merken kann, führt man darüber am besten eine Art Tagebuch.

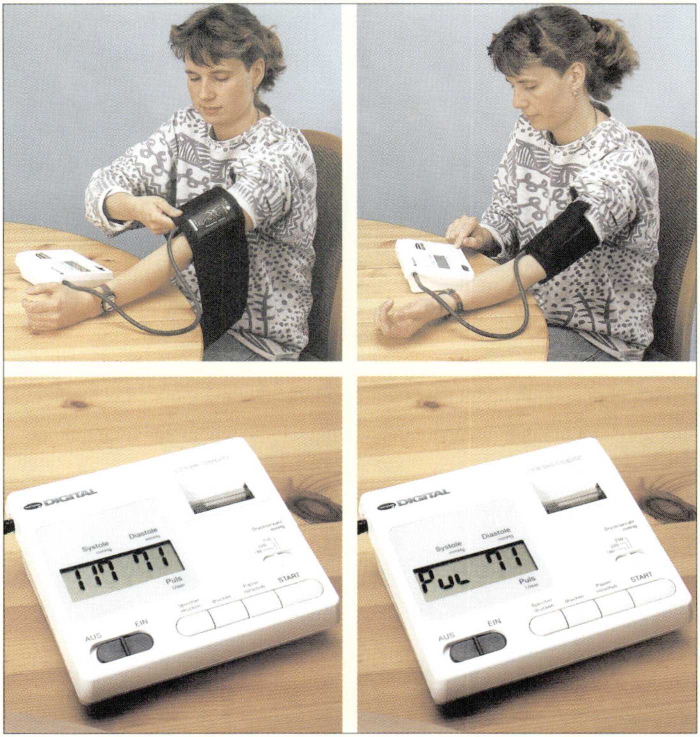

Bei einem modernen Blutdruckmeßgerät legt man nur noch die Manschette an und startet den Meßvorgang. Das Display zeigt dann abwechselnd die beiden Blutdruckwerte und die Pulsfrequenz an.

Wozu computergestützte Langzeitmessungen?

Blutdruckmessungen in großen Zeitabständen sind nicht sehr zuverlässig, vor allem wenn Patienten beim Arzt in der Praxis sitzen und dabei immer ein bißchen aufgeregt sind. Zur Ergänzung der häuslichen Selbstkontrolle und in schwierigen Fällen machen daher immer mehr Ärzte von vollautomatischen Langzeitmessungen Gebrauch. Man verwendet dabei die bekannten Manschetten der Riva-Rocci-Methode. Zusätzlich wird ein kleines Meßgerät mit einem Computer angeschlossen, das man unter der Kleidung tragen kann. Das Gerät ist so programmiert, daß es automatisch in bestimmten Abständen – sehr viel kürzeren als sonst möglich – den Blutdruck mißt und die Ergebnisse aufzeichnet.

Bei automatischen Langzeitmessungen wird der Blutdruck sehr viel öfter gemessen als sonst, daraus ergeben sich genauere Anhaltspunkte für die Behandlung.

Man geht damit nach Hause und lebt ganz normal wie sonst, so daß die Messungen ein realistisches Bild ergeben. Nicht nur zur Entdeckung von Bluthochdruck in Zweifelsfällen ist diese Methode ausgezeichnet geeignet. Auch zur Einstellung von Hypertonikern, die schon behandelt werden, und bei denen die Wirkung eines neuen Medikaments überprüft werden soll, oder zur Erstellung eines Sportplans kann eine Langzeit-Messung verwendet werden.

Sind solche Automaten sicher?

Langzeitmessungen sind nicht nur billiger als ein mehrtägiger Aufenthalt im Krankenhaus, sondern auch sehr viel angenehmer. Der kleine Automat pumpt die Manschette immer nur bis 30 mm Hg über dem zuletzt gemessenen systolischen Blutdruck auf. Wenn etwas mit dem Ablaßventil oder dem Druck nicht in Ordnung ist, schaltet das Gerät automatisch ab. Man braucht also keine Angst zu haben, daß man dabei irgendwelche Risiken eingeht.

Zu einer Langzeitmessung gehört immer ein genaues Tätigkeitsprotokoll des Patienten.

Was haben die Patienten davon?

Der Automat mißt zum Beispiel tagsüber alle 15 Minuten und nachts alle 30 Minuten den Blutdruck des Patienten. Das ist natürlich weniger umständlich als die sonstige Selbstmessung, selbst bei erfahrenen Hypertonikern. Das Gerät arbeitet, auch während man Dinge tut, bei denen man sonst seinen Blutdruck einfach nicht messen kann.

Man muß allerdings bei einer Langzeitmessung genau aufschreiben, was man wann getan hat. Ohne ein solches Tätigkeitsprotokoll fehlte den vielen gesammelten Meßdaten bei der Auswertung der entscheidende Zusammenhang mit möglichen Ursachen für ein Steigen und Sinken der Werte.

Jede Schwankung des Blutdrucks hat eine Erklärung. Eine Langzeitmessung mit Tätigkeitsprotokoll kann helfen, sie zu finden.

Was haben die Ärzte davon?

Am Ende der computergesteuerten Langzeitmessung kann sich der Arzt die Daten als Kurve oder Tabelle ausdrucken lassen. Wenn er will, auch für Tag und Nacht getrennt. Das ist für ihn und für den Patienten eine wertvolle Information.

Je genauer der Arzt über die Schwankungen des Blutdrucks im Lauf des Tages Bescheid weiß, desto gezielter kann er den Patienten behandeln.

Die Auswertung einer solchen Langzeitmessung ist gerade im Hinblick auf die vielen Schwankungen wertvoll, denen der Blutdruck unterliegt.

Schon wenn man einatmet, sinkt der Blutdruck um bis zu 10 mm Hg. Unterschiede von 20 mm Hg beim systolischen und bis zu 10 mm Hg beim diastolischen Blutdruck sind normal im Rhythmus von Tag und Nacht, Aufbau und Abbau der Leistungskurve. Erst recht sind Einflüsse des vegetativen Nervensystems, der Hormone, des Stoffwechsels, der Gemütsverfassung oder der Tätigkeit wichtig.

Wie beurteilt man die Blutdruckwerte?

Zwei Faktoren sind für die Bekämpfung von Bluthochdruck entscheidend: Zum einen kommt es auf die Früherkennung an – je eher Bluthochdruck diagnostiziert wird, desto weniger Beschwerden oder Folgeschäden treten auf. Andererseits wirkt eine Therapie nur dann, wenn der Patient die Ratschläge und Anweisungen eines Arztes befolgt und – dies ist wichtig – aktiv bei der Behandlung mitarbeitet. Nach einer Messung wird von einem normalen, zu hohen oder zu niedrigen Blutdruck gesprochen. Doch sagen die Werte allein noch nichts über Krankheit und Behandlungsbedarf aus.

Abweichungen vom „idealen" Blutdruck gibt es je nach Lebensalter und Gewicht.

Die meisten Ärzte halten einen systolischen Blutdruck um 120 mm Hg und einen diastolischen um 80 mm Hg für ideal. Bei diesen Werten werden Herz und Blutgefäße geschont, und die notwendige Leistung ist dennoch gesichert.

Was bedeuten Grenzwerte oder leichter Hochdruck?

Meßwerte im Grenzbereich (140–160 mm Hg/90–95 mm Hg) oder solche, die auf einen leichten Bluthochdruck hinweisen (160–180 mm Hg/95–100 mm Hg) besagen zunächst, daß häufiger kontrolliert werden muß. Vor allem dann, wenn noch weitere Risiken durch hohe Blutfettwerte oder Arterienverkalkung bestehen, empfiehlt sich eine Behandlung.

Warum ist der diastolische Blutdruck der wichtigere Wert?

Der niedrigere Entspannungs- oder Erschlaffungs-Meßwert der Diastole hängt davon ab, wie elastisch die großen Blutgefäße sind. Deshalb zeigt er auch an, ob die Arterien bereits verkalkt sind und wie sich dieser Zustand entwickelt. Je starrer die Gefäßwände sind, desto weniger können sie noch Pumpbewegungen machen. Werden diese reduziert, entstehen Ablagerungen im Innern, die das „Flußbett" des Blutes verengen. Dadurch erhöht sich die Wahrscheinlichkeit, daß der Blutdruck immer weiter steigt.

Der diastolische Blutdruck ist für die medizinische Diagnose oft aussagefähiger als der systolische Höchstwert.

Was sagt die Blutdruckamplitude aus?

Der Unterschied zwischen dem systolischen und dem diastolischen Blutdruck kann für die Erkennung der Ursachen für eine Blutdruckveränderung sehr wichtig sein.

Die Größe der Blutdruckamplitude (Abstand zwischen Systole und Diastole) weist häufig auf bestimmte Ursachen des Bluthochdrucks hin.

Ist die Amplitude zu klein, deutet das oft auf eine Herzschwäche hin; das Herz hat dann nicht mehr genug Kraft, um einen ausreichenden systolischen Druck zu erzeugen. Es kann auch sein, daß sich die kleinen Kapillargefäße verengt haben und ein Rückstau von Blut den Ruheblutdruck erhöht.

Ist die Amplitude zu groß, sind häufig die Arterien verkalkt. Dann reagieren die großen Adern nicht mehr hinreichend elastisch auf den Druck der systolischen Druckwelle (Puls), der in solchen Fällen ziemlich hoch sein kann, während der diastolische Druck stark sinkt.

Könnte ich Bluthochdruck haben?

- Wurden bei mir schon in Ruhe Blutdruckwerte von über 140/90 gemessen? Ja ❑ Nein ❑
- Habe ich oft Kopfschmerzen? Ja ❑ Nein ❑
- Leide ich unter Schwindel, Ohrensausen oder Sehstörungen? Ja ❑ Nein ❑
- Bin ich oft müde, läßt meine Leistungsfähigkeit nach? Ja ❑ Nein ❑
- Bin ich oft nervös und gereizt? Ja ❑ Nein ❑
- Habe ich öfters Herzklopfen oder Brustschmerzen? Ja ❑ Nein ❑
- Leide ich häufig unter Beklemmungen und Atemnot? Ja ❑ Nein ❑

Wenn Sie eine oder mehrere der nebenstehenden Fragen mit Ja beantworten müssen, sollten Sie Ihren Blutdruck untersuchen lassen.

Was sind die Ursachen und Folgen von Bluthochdruck?

Ursachen, Entstehung und Folgen des Bluthochdrucks sind kaum voneinander zu trennen. Hypertonie ist eine recht komplizierte Wohlstandskrankheit und fast immer mit Verhaltensfehlern verbunden. Das gilt für den primären Bluthochdruck (die essentielle Hypertonie) ebenso wie für den sekundären, bei dem körperliche Krankheiten als auslösende Hauptursache im Vordergrund stehen. Bleibt eine Behandlung aus, sind die Folgen lebensbedrohlich.

Gibt es eine erbliche Veranlagung für Bluthochdruck?

Zu hoher Blutdruck hat meistens eine erbliche Veranlagung als Grundlage. Die allein macht noch niemanden krank. Erst im Zusammenwirken mit anderen Ursachen für Herz- und Kreislaufkrankheiten, in erster Linie Störungen des Fett- und Zuckerstoffwechsels, führt dieser Erbfaktor besonders häufig zu Bluthochdruck.

Ein deutliches Anzeichen dafür ist die Tatsache, daß hoher Blutdruck sich in manchen Familien auffällig häuft. Die meisten Mediziner gehen inzwischen davon aus, daß jeder zweite Hypertoniker erblich vorbelastet ist. Schon Kinder aus solchen Familien sind anfällig für Blutdruckschwankungen und Störungen des Stoffwechsels. Daraus entwickelt sich dann oft unter dem Einfluß von Übergewicht, falscher Ernährung, zuviel Salz und Streß oder bestimmten Krankheiten eine dauerhafte Hypertonie.

Warum haben viele dicke Menschen Bluthochdruck?

Im Erbgut sind alle wichtigen körperlichen Merkmale des Menschen festgelegt. So gibt es beispielsweise große Unterschiede schon im Körperbau. Menschen, die gedrungen und kräftig gebaut sind und zu einer rundlichen Figur neigen, werden später relativ oft übergewichtig. Man kann diese Anlage zwar meistens in Grenzen halten, aber sie ist deutlich ausgeprägt. Die Auswirkungen auf den gesamten Blutkreislauf sind eindeutig: Je größer zum Beispiel die Körpermasse ist, desto mehr Blut ist nötig, um den Körper zu versorgen, desto mehr Arbeit muß das Herz leisten, und desto eher wird dabei der Blutdruck zu hoch. Einen schweren Körper zu bewegen erfordert auch mehr Anstrengung; einen massigen Körper zu ernähren bedeutet meistens auch mehr zu essen, als gut ist.

Auch Störungen des Stoffwechsels haben oft erbliche Ursachen. Der eine setzt leicht Fett an, der andere kaum.

Die in manchen Fällen angeborene Schwäche der Blutgefäße, sich nach Bedarf auszudehnen oder zusammenzuziehen, führt meistens ganz direkt zu Hypertonie, weil nur elastische Blutgefäße den Blutdruck optimal steuern und verteilen können. Außerdem sind bei übergewichtigen Menschen die Blutgefäße nicht ohne weiteres dicker und länger als bei gleich großen schlanken Menschen. Wenn Übergewichtige dann mehr Blut brauchen, ist das System überfordert.

Wer Diabetiker oder Hypertoniker in der Familie hat, sollte seinen Blutdruck regelmäßig kontrollieren lassen.

Warum haben Diabetiker oft auch Bluthochdruck?

Es gibt eine erbliche Form der Zuckerkrankheit (Diabetes), bei der die sogenannte Insulinresistenz eine wichtige Rolle spielt. Das Hormon Insulin regelt den Blutzuckerspiegel, indem es die Aufnahme von Zucker ins Blut hemmt. Wirkt das Insulin aus irgendeinem Grund nicht so, wie es vorgesehen ist, oder wird es vom Körper nicht richtig angenommen, dann spricht man von einer Insulinresistenz. In einem solchen Fall schüttet die Bauchspeicheldrüse, die das Insulin produziert, immer mehr Insulin aus, um die mangelnde Wirkung auszugleichen.

Dieser „Hyperinsulinismus“ kann nicht nur zu Diabetes, sondern auch zu erhöhtem Blutdruck führen, vor allem bei übergewichtigen Patienten. In Familien mit dieser erblichen Veranlagung gibt es überdurchschnittlich viele Fälle von Diabetes und Bluthochdruck. Doch gilt auch hier: Der Erbfaktor allein ist für die Krankheit nicht verantwortlich.

Ein Erbfehler kann auch Ursache dafür sein, daß der Körper das blutzuckersenkende Hormon Insulin nicht annimmt. Das löst oft Fettsucht, Diabetes, Arteriosklerose und Hypertonie aus.

Viele Mediziner sind der Ansicht, daß ein auslösendes Moment bei dieser Krankheit das Hinzukommen von Störungen des Fettstoffwechsels und Überernährung ist. Nach wie vor ist die Krankheit vor allem deshalb rätselhaft, weil man nicht genau weiß, was am Anfang des Teufelskreises steht.

Was hat es mit dem Cholesterin auf sich?

Die Blutfette, chemisch Cholesterine und Triglyceride, sind für einen reibungslosen Fettstoffwechsel unentbehrlich. Wenn hier Störungen auftreten, erkranken meistens die Blutgefäße.

Cholesterin ist ein Baustein der Körperzellen und zugleich ein Grundstoff, aus dem der Körper auch andere Wirkstoffe wie die Hormone der Nebennierenrinde, Sexualhormone und Gallensäure herstellt. Teilweise nimmt man Cholesterin mit der Nahrung auf, teilweise wird es aber vom Körper selbst, vor allem in der Leber, gebildet. Schon deshalb kann man gar nicht verhindern, daß Cholesterin im Körper ist, obwohl bei manchen Diäten so etwas vorgegaukelt wird. Um seine Aufgaben im Körper erfüllen zu können, muß das Cholesterin an seinen jeweiligen Bestimmungsort gebracht werden. Der Transportweg ist das Blut.

„Gutes" Cholesterin ist mit der Transportsubstanz HDL verbunden und wird abgebaut. „Schlechtes" LDL-Cholesterin löst sich vorzeitig und lagert sich an den Gefäßwänden ab.

Was heißt „gutes" und „schlechtes" Cholesterin?

Gefährlich ist im Grunde nur jenes überschüssige Cholesterin, das sich an den Innenwänden der Blutgefäße ablagert und diese verengt. Cholesterin verbindet sich entweder mit der „guten" Transportsubstanz HDL (Lipoproteine mit hoher Dichte, englisch high-density lipoproteins), die überschüssiges Cholesterin aus den Zellen in die Leber abtransportiert, die es abbaut. Oder es verbindet sich mit der „schlechten" Transportsubstanz LDL (Lipoproteine von geringer Dichte, low-density lipoproteins). Diese Verbindung hält nicht so fest, so daß sich Teile des überschüssigen Cholesterins während des Transports durch die Blutbahn vorzeitig lösen und an den Gefäßwänden ablagern.

HDL-Cholesterin ist ein guter Schutz vor Arteriosklerose und damit auch vor Bluthochdruck. Hat man dagegen zuviel LDL-Cholesterin im Blut, tragen dessen

Ablagerungen zur Verkalkung bei, die den Blutdruck erhöht und zu Herzinfarkt oder Schlaganfall führen kann.

Warum spricht man von Verkalkung?

Da auch das „schlechte" LDL-Cholesterin ein Blutfett ist, müßte man bei den Ablagerungen, die es bildet, eigentlich von „Verfettung" sprechen. Doch spielen hier die Triglyzeride eine entscheidende Rolle. Dies sind neutrale Fette, das heißt, sie entstehen bei der Umwandlung überschüssiger Energie aus Nahrung wie Zucker oder Alkohol in Fettreserven. Sie verbinden sich gern mit Kalziumsalzen und bilden dann Kalkablagerungen. Beides zusammen, Kalk und Fett, kann dazu führen, daß die Arterien langsam zuwachsen und die Blutzufuhr zum Herzen oder zum Gehirn blockiert wird. Grundsätzlich sollten Erwachsene mindestens 350 Milligramm „gutes" HDL-Cholesterin in jedem Liter Blut haben, aber höchstens 1500 Milligramm oder 1,5 Gramm „schlechtes" LDL-Cholesterin. Bei den Triglyzeriden beträgt der kritische Grenzwert 2000 Milligramm (2 Gramm).

Haben Hormone Einfluß auf die Cholesterin-Konzentration?

Forscher haben festgestellt, daß Patienten mit einem hohen Blutspiegel von LDL-Cholesterin einen niedrigen Anteil des Zirbeldrüsenhormons Melatonin im Blut hatten. Eine 10–15prozentige Senkung des LDL-Cholesterins im Blut bedeutet eine Verringerung des Risikos, einen Herzinfarkt oder Schlaganfall zu erleiden, um 20 bis 30 Prozent. Medikamente, die das gleiche bewirken, haben oft unerwünschte Nebenwirkungen. Es ist also von großer Bedeutung, daß die Hormonproduktion der Zirbeldrüse gut erhalten bleibt und nicht wie bisher etwa ab dem 45. Lebensjahr zurückgeht. Deshalb unternimmt die Forschung große Anstrengungen auf diesem Gebiet.

An der Steuerung des Blutdrucks sind viele Hormone beteiligt. Eine besondere Steuerfunktion für das ganze Hormonsystem hat das Zirbeldrüsenhormon Melatonin.

Warum ist Übergewicht so gefährlich?

Übergewicht schädigt das Herz-Kreislauf-System, die Lunge, den Stoffwechsel sowie die schwer belasteten Knie- und Hüftgelenke.

Es ist wissenschaftlich erwiesen, daß etwa jeder zweite Übergewichtige Bluthochdruck hat. Umgekehrt sind fast zwei Drittel aller Hypertoniker zu dick. Die Gegenprobe funktioniert auch: Wer abnimmt, dessen Blutdruck sinkt, und zwar durchschnittlich um 2–3 mm Hg pro Kilogramm. Aber warum ist das so?

Der Körper eines Übergewichtigen enthält meistens mehr Blut als der eines gleich großen Normalgewichtigen. Das bedeutet mehr Arbeit für das Herz und insgesamt größere Anstrengungen bei jeder Bewegung. Aber auch mehr Hunger. Alles in allem deutliche Anzeichen für die Entstehung einer Fettsucht. Auf die Gefahren der meisten Fette haben wir bereits hingewiesen: LDL-Cholesterin ist stark an der Entstehung der Arteriosklerose beteiligt, die wiederum den Blutdruck in die Höhe treibt. Und wenn der Bauch das Zwerchfell hochdrückt, treten Atemschwierigkeiten auf. Außerdem fördert Übergewicht andere Krankheiten wie Diabetes, Gicht oder schmerzhafte Arthrosen der stark belasteten Hüft- und Kniegelenke.

Was ist das erstrebenswerte Gewicht?

Für das Normalgewicht gilt bei Männern und Frauen gleichermaßen: Körpergröße in Zentimeter minus 100. Das „Idealgewicht" liegt noch einmal um 10 Prozent niedriger.

Daß Übergewicht ungesund ist, weiß mittlerweile jeder. Aber welches Gewicht ist im Einzelfall erstrebenswert? Oft werden die Begriffe Idealgewicht und Normalgewicht miteinander verwechselt.

Für das Normalgewicht gibt es eine einfache Faustregel: Körpergröße in Zentimeter minus 100. Wer also 170 cm groß ist und 70 kg wiegt, hat Normalgewicht. Manche Wissenschaftler fordern für Frauen 10 Prozent weniger. Dann dürfte eine 170 cm große Frau höchstens 63 kg wiegen. Solch ein Rechenspiel ist allerdings unter Fachleuten umstritten.

Noch umstrittener ist jedoch das viel zitierte „Idealgewicht“, weil niemand genau weiß, ob es der Gesundheit dient oder nur einem modischen Schönheitsideal. Dieses Idealgewicht liegt bei Männern 10 und bei Frauen 15 Prozent unter dem Normalgewicht. Eine 170 cm große Frau, der man beim Normalgewicht schon 10 Prozent abzieht und dann noch einmal 15 Prozent, dürfte danach nur noch 53,55 kg wiegen, also fast 18 kg weniger als ein gleich großer Mann. Ob das gesund ist, läßt sich bezweifeln.

Man sollte sich beim angestrebten Gewicht nicht von Eitelkeit leiten lassen, sondern davon, daß man sich möglichst wohl fühlt und medizinisch sinnvolle Richtwerte einhält.

Was hat das Gewicht mit der Lebenserwartung zu tun?

Millionen von Menschen bestätigen, daß ihr Blutdruck sinkt und sie sich in vieler Hinsicht besser fühlen, wenn sie abgenommen haben. Umgekehrt steigt erfahrungsgemäß der Blutdruck bei Gewichtszunahme. Das belegen auch zahlreiche medizinische Statistiken. Schon bei 30 Prozent Übergewicht verringert sich die Lebenserwartung um rund die Hälfte! Bei 20 Prozent Übergewicht verkürzt sich im Durchschnitt das Leben noch immer um 25 bis 30 Prozent. Das heißt aber nicht, daß man keine Freude am Essen mehr haben dürfte – nur „maßvoll genießen“ muß die Devise heißen.

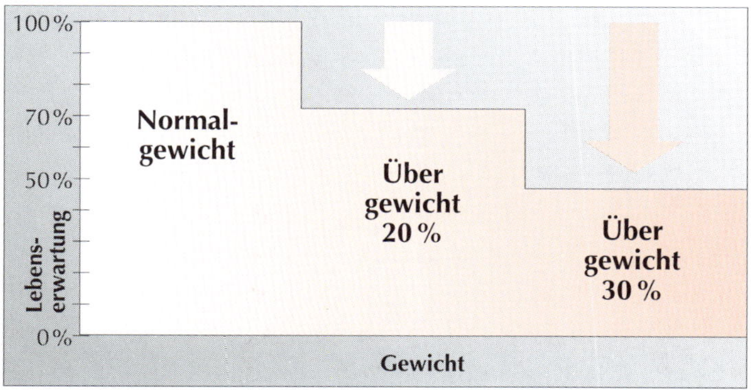

Mit Übergewicht wird man nicht älter! Dieses Schaubild zeigt, wie mit steigendem Übergewicht die Lebenserwartung sinkt.

Warum muß man auf Salz in der Nahrung achten?

Der Zusammenhang zwischen Kochsalz und Blutdruck ist schon lange bekannt. Eine streng salzarme Diät wurde daher eine Zeitlang als Allheilmittel gegen Bluthochdruck angesehen. Doch erstens halten nur wenige Menschen eine Ernährungsweise durch, die stark von den Gewohnheiten ihrer Umgebung abweicht, und zweitens macht viel Salz im Essen manchen Leuten überhaupt nichts aus. Es scheint also eine erbliche Veranlagung nötig zu sein, damit sich ein hoher Salzkonsum auch als Ursache für Bluthochdruck auswirkt.

Interessant ist die Tatsache, daß Naturvölker sehr wenig Salz essen, wenn sie nicht gerade am Meer leben. Bei ihnen kommt Bluthochdruck nicht vor. Auch in Kriegszeiten ist Hypertonie eine seltene Krankheit. Vielleicht darf man daraus schließen, daß unsere Lust auf Salz zur Gewohnheit, möglicherweise zu einem erblichen Bedürfnis und damit zu einer Zivilisationskrankheit geworden ist.

Was bewirkt Salz im Körper?

Kochsalz (Natriumchlorid) bindet das für den Organismus lebenswichtige Wasser im Körper und übernimmt somit eine zentrale Funktion. Um seiner Aufgabe gerecht zu werden, genügen jedoch bereits Mengen von 1 bis 2 Gramm am Tag. Wir essen aber fast alle zuviel Salz. Ein Verbrauch von durchschnittlich 10 bis 15 Gramm am Tag ist bei uns die Regel. Dadurch erhöht sich die Blutmenge.

Unser Salzbedarf beträgt 1–2 g, aber wir nehmen meist täglich zwei gehäufte Teelöffel voll zu uns, also 10–15 g.

Außerdem steigert Salz die Bereitschaft der Blutgefäße, sich zusammenzuziehen und dadurch den Blutdruck auch direkt zu erhöhen. Es macht die Muskelzellen der Gefäßinnenwände empfindlicher, so daß sie sich stärker und länger zusammenziehen als nötig. Bleiben die Blutgefäße mehr oder weniger dauernd auf „eng" gestellt, wirkt das wie ein Muskelkrampf in den Gefäßwänden und führt zu einem anhaltend hohen Blutdruck.

Auch Nierenkrankheiten können Ursache für einen sekundären Bluthochdruck sein, denn die Nieren regulieren den Salz- und Wasserhaushalt des Körpers.

Welche Rolle spielen die Nieren im Salzhaushalt?

Wenn Salz den Bluthochdruck in die Höhe treibt, schaffen es die Nieren aus irgendeinem Grunde nicht, das überschüssige Salz und das damit unnötig gebundene Wasser im Körper auch wieder auszuscheiden. Vermutlich ist hier für eine vererbte Störung des Elektrolythaushaltes bei Spurenelementen wie Natrium, Kalium, Kalzium und Magnesium verantwortlich.

Wann macht Salz also krank?

Je nach Körpergröße braucht ein Mensch nur 1 bis 2 Gramm Salz am Tag. Alles, was darüber hinausgeht, macht uns krank,

- wenn es zu einer ständigen Erhöhung der Blutmenge führt,
- wenn es zu einer anlagebedingten Störung in der Regulation des Blutdrucks führt,
- wenn es zu Störungen des Stoffwechsels und Hormon- oder Harnsäurehaushalts führt,
- wenn es zu einem Aufquellen der Gefäßwände und damit zu einer Verengung führt,
- wenn die Nierenfunktion gestört ist.

Bedeutet zuviel Harnsäure ein Risiko?

Die Harnsäure ist ein Abfallprodukt der Purine, die sich in jeder Zelle des Körpers finden. Normalerweise werden die Abfallprodukte der Purine (die besonders in Muskelfleisch, Innereien und Schalentieren enthalten sind) durch die Nieren wieder ausgeschieden. Bleibt aber zuviel davon im Blut, kann Harnsäure in die Gelenke gelangen und dort entzündliche Gicht auslösen.

Weniger Salz zu essen bringt nicht immer den Blutdruck auf Normalwerte, kann aber niemals schaden.

Welche Rolle spielt die Arterienverkalkung?

Die Ablagerung von Kalksalzen und Fettstoffen an den Innenwänden der Arterien nennt man Verkalkung oder Arteriosklerose. Dadurch verhärten und verengen sich die Adern. Das ist eigentlich ein allgemeiner Alterungsprozeß der Blutgefäße. Bei manchen Menschen erhöht die Arteriosklerose nicht nur den Blutdruck, sie hat auch eine Reihe weiterer, sehr gefährlicher Krankheiten zur Folge. Die durch sie entstehenden Schäden reichen bis hin zu Herzschwäche, Herzinfarkt, Schlaganfall, Nierenversagen und schweren Durchblutungsstörungen.

Die Arteriosklerose ist ein natürlicher Prozeß des Alterns der Blutgefäße. Von Krankheit spricht man, wenn der Prozeß zu schnell abläuft.

Wie entsteht eine Verkalkung?

Der langsame Prozeß der Verkalkung beginnt an der Innenhaut der Gefäße. Sogenannte Freßzellen (Makrophagen) im Blut nehmen dort bei erhöhtem LDL-Choleste-

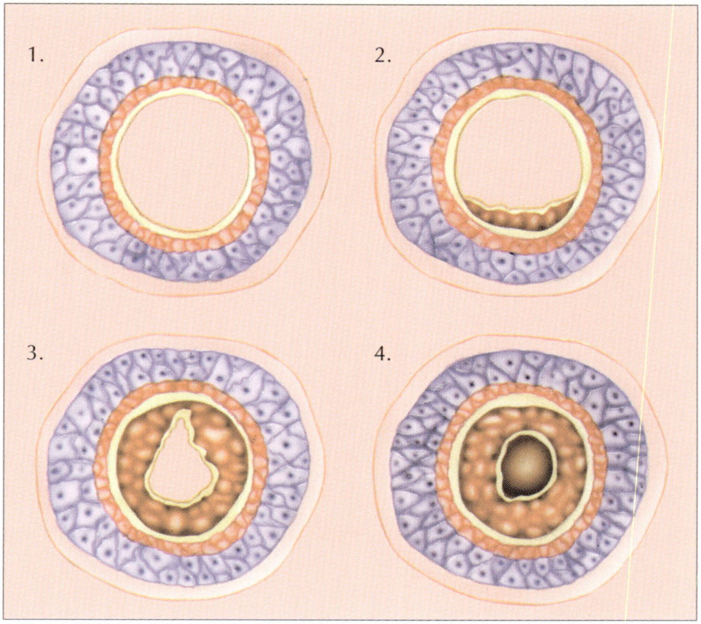

Im Querschnitt: 1. eine gesunde Arterie, 2. leichte Ablagerungen (Plaques) an der Gefäßinnenhaut, 3. starke Verengung durch LDL-Cholesterin und Kalk, 4. eine durch Blutgerinnsel verschlossene Arterie.

ringehalt des Blutes LDL-Teilchen auf und bilden Fettstreifen. Diese „Schaumzellen" setzen sich an der Gefäßinnenhaut fest und beschädigen sie. Genau an diesen Stellen lagern sich zusätzlich Blutplättchen und abgestorbene Muskelzellen der Gefäßwand an und bilden eine feste Masse, die den Blutfluß behindert. Der jetzt schon durch die Enge erhöhte Blutdruck verstärkt diese Entwicklung. Im weiteren Verlauf lassen sich an diesen Stellen meistens auch Kalksalze nieder, die zu einer starken Verhärtung führen. Die Hauptursachen sind:

- Bluthochdruck
- Überdurchschnittliche Blutfettwerte
- Stoffwechselstörungen (Diabetes)
- Falsche Ernährung
- Streß
- Bewegungsmangel
- Rauchen

Durchblutungsstörungen schädigen vor allem die Nieren, die Augen, das Gehirn, das Herz und die Beine.

Was ist von der Verkalkung betroffen?

Ein andauernd hoher Blutdruck verhärtet und verengt die Blutgefäße von den Hauptschlagadern bis zu den Kapillaren und führt zu Durchblutungsstörungen von Herz, Gehirn, Nieren, Augen und vielen anderen wichtigen Organen.

Häufig spürt man das durch Muskelschmerzen in schlecht durchbluteten Beinen (Wadenschmerzen beim Laufen). Betrifft die Verkalkung die Blutgefäße des Augenhintergrundes, können durch den erhöhten Blutdruck dort winzige Äderchen platzen und durch Blutungen oder Ablagerungen langsam die Sehkraft zerstören.

Insgesamt sinkt die körperliche Leistungsfähigkeit. Damit der Körper weiterhin funktionieren kann, versucht das Herz, den Mangel durch Mehrarbeit auszugleichen. Das bedeutet nichts anderes, als daß der Blutdruck noch weiter steigt.

Muß das Herz ständig gegen einen zu hohen Druckwiderstand arbeiten, sind auch Herzschäden unvermeidlich.

Welche Auswirkungen kann Streß haben?

Hans Selye, der Nestor der Streßforschung, hat schon 1957 Streß als jene Form physischer und psychischer Belastungen definiert, die zur Anpassung an veränderliche äußere Lebensumstände gehört.

Solche Belastungen sind ganz normal, und die Reaktion des Körpers darauf ist meistens für Leib und Seele gleichermaßen erfreulich – denken wir nur an die freudige Erregung, wie sie Anfälle von Schaffensdrang, die Lust an der Bewegung oder die Liebe auslösen. Auch das ist Streß, und zwar gesunder Streß.

Wann macht Streß krank?

Wenn man sich nicht mehr entspannen kann, steigt der Blutdruck dauerhaft an.

Manche Reize lösen erfreulichen, andere unerfreulichen Streß aus. Ärger im Beruf, die „Managerkrankheit" mit ständiger Hetze, Lärm, dauerndem Streit oder Angst um den Arbeitsplatz zählen zum negativen Streß. Sie stören das Gleichgewicht von Anspannung und Entspannung einseitig zuungunsten der Entspannung.

Wie funktioniert die Streßregulierung?

Wenn Streß nicht mehr abgebaut wird, ist der Körper ständig auf Hochtouren, und man kann sich nicht mehr richtig entspannen.

Das Streßhormon Adrenalin aus den Drüsen des Nebennierenmarks nennt man auch Flucht-und-Kampf-Hormon. Bei Anzeichen drohender Gefahr oder Symptomen einer gefährlichen Belastung steigert Adrenalin den Blutdruck. Es läßt das Herz schneller schlagen und erhöht damit die Pumpleistung. Die Blutgefäße verengen sich durch Anspannung der Muskeln an den Gefäßwänden. Die gesteigerte Durchblutung vermehrt wiederum die Leistungsfähigkeit von Muskeln und Gehirn, der Atem beschleunigt sich, damit mehr Sauerstoff aufgenommen wird. Energiereserven werden mobilisiert, das Immunsystem der körpereigenen Abwehr gegen Verletzungen und Infektionen zeigt höchste Alarmstufe.

Was hat das Immunsystem mit Streß zu tun?

Das Immunsystem arbeitet ebenso eng mit dem Hormonsystem zusammen wie das Kreislaufsystem und das Nervensystem.

Bestimmte Zellen des Immunsystems haben sogenannte Rezeptoren für Neurotransmitter, Andockstationen, die zu den Übermittlern bestimmter Nervenimpulse passen wie ein Schloß zum Schlüssel. Streßreize in jeder Form steigern die Produktion der Hormone Adrenalin und Noradrenalin. Die Immunzellen haben Andockstationen speziell für Kortison – das Entzündungen hemmt, aber auch gefährlich werden kann – oder damit verwandte Stoffe (Kortikoide). Wenn sich Kortison mit diesen Zellen verbindet, verlangsamt sich das Tempo ihrer Zellteilung bzw. Vermehrung. Wird aber die Zellteilung im Immunsystem verlangsamt, schwächt das die Selbstheilungskräfte des Körpers.

Streß verlangsamt und behindert die Arbeit des Immunsystems zur körpereigenen Abwehr gegen Krankheitserreger und Verletzungen.

Warum sind Büromenschen so streßanfällig?

Früher wurde Streß noch durch körperliche Aktivität abgebaut. Der Körper verbrannte den Sauerstoff, der bei Streß vermehrt aufgenommen wird, während der Aktion. Heute aber gehen die meisten Menschen einer sitzenden Tätigkeit nach. Streßhormone sowie deren Abbauprodukte und auch der überschüssige Sauerstoff, der freie Radikale bildet, bleiben viel länger im Blut, als sie sollten. Das gibt ihnen Gelegenheit, dem Immunsystem immer häufiger und immer mehr zu schaden.

Freie Radikale sind unvollständige Moleküle, denen zum Beispiel ein Elektron fehlt und die dazu neigen, sich an eine Zelle anzukoppeln. Dadurch wird deren molekulares Gleichgewicht gestört – es kann zu einem regelrechten Wildwuchs von Zellen kommen, deren Erbsubstanz geschädigt wird. Freie Radikale gelten als Hauptursache vieler Alterserscheinungen und Krankheiten.

Störungen des Stoffwechsels und des Immunsystems begünstigen die Entstehung von freien Radikalen. Das sind unvollständige Moleküle, die Schäden in den Körperzellen anrichten.

Können körperliche Krankheiten die Ursache sein?

Bluthochdruck als sekundäre Hypertonie ist ein Symptom bei mehreren körperlichen Krankheiten. Arteriosklerose gehört beispielsweise dazu, deren Ursachen zu einem guten Teil in der heutigen Art begründet liegen, Streß nur unzulänglich abzubauen.

Geschädigte Nieren bilden Stoffe, die eine Verengung der Blutgefäße bewirken und dadurch den Blutdruck erhöhen.

Wir haben auch den Zusammenhang zwischen Diabetes und erblichen Veranlagungen sowie den Störungen des Hormonhaushalts oder des Stoffwechsels angesprochen. Häufigste Ursache für sekundäre Hypertonie sind jedoch Nierenkrankheiten.

Wann entsteht Nierenhochdruck?

Nierenschäden können durch Bakterien, Geschwülste, giftige Eiweißprodukte aus dem Immunsystem, Schwermetalle, Medikamente oder Strahlungen entstehen. Ein „günstiges" Umfeld dafür bilden Diabetes, Harnstauungen, Gicht, Schwangerschaft, Operationen, chronische Verstopfung, zuviel Salz im Blut oder Nervenkrankheiten. Gewebeschäden lassen die Nieren schrumpfen und schädigen die Durchblutung.

Nierengefäßhochdruck beginnt zumeist mit der Verengung der Nierenschlagader. Ursache dafür ist entweder ein Erbfehler oder Entzündungen, Verkalkung und Verletzungen, etwa durch einen Tumor. Diese Gefäßverengung stört den Hormonhaushalt der Nieren. Deshalb kommt es zu einer Verengung der Nierenblutgefäße, die den Blutdruck erhöht.

Welche Herzkrankheiten verursachen Hypertonie?

Herzkrankheiten sind selten Ursache, aber häufig Folge von Bluthochdruck.

Nur in rund 1,5 Prozent der Fälle ist eine Herzkrankheit die Ursache von Bluthochdruck; häufiger ist es umgekehrt. Eine Erhöhung des Blutdrucks kann die Folge von

Herzschwäche sein, weil der Versuch des Herzens, mangelnde Kraft durch eine erhöhte Schlagzahl auszugleichen, indirekt zu Blutstau und einer Erhöhung des Blutdrucks führen kann. Auch wenn die Aortenklappe der linken Herzkammer nicht schließt oder die Hauptschlagader am Ende des Aortenbogens verengt ist, entsteht Bluthochdruck.

Welche Hormonstörungen verursachen Hypertonie?

Pubertät, Schwangerschaft und Wechseljahre sind Phasen hormoneller Umstellung, in denen es zu Bluthochdruck kommen kann. Meist handelt es sich um seelische Krisenzeiten, so daß die genaue Ursache nur ein Arzt herausfinden kann.

Außerdem können folgende Hormonstörungen zu Bluthochdruck führen:

- Überfunktion der Hirnanhangdrüse,
- Überfunktion der Nebennieren,
- Überfunktion der Schilddrüse (Basedow-Krankheit),
- Längere Kortisonbehandlung.

Veränderungen des Hormonhaushaltes sind immer eine heikle Sache und bedürfen genauer medizinischer Laboruntersuchungen.

Können Gehirnkrankheiten Hypertonie verursachen?

Die Erkrankungen des zentralen Nervensystems (Gehirn und Rückenmark) können das Kreislaufzentrum im Stammhirn betreffen. Vor allem Arterien des Gehirns bei älteren Menschen bergen sehr oft das Risiko eines Schlaganfalls.

Auch Verletzungen, Hirntumoren und Hirnhautentzündungen können den Blutdruck steigen lassen. Entzündungen in der Wirbelsäule oder der Rückenmarkshaut, Kinderlähmung und eine Überreizung des Nervensystems durch Arzneimittel kommen ebenfalls als Ursachen in Frage.

Welche Rolle spielt das Rauchen?

Jeder weiß heute, daß Rauchen der Gesundheit schadet. Abgesehen von der Gefahr, daß Teer und andere Reizstoffe im Tabak und im Zigarettenpapier Lungenkrebs verursachen können, ist das Nikotin selbst ein gefährliches Suchtgift.

Wie wirkt Nikotin auf das Nervensystem?

Nikotin wird beim Rauchen über die Schleimhäute von Mund, Nase und Rachen aufgenommen. Beim Inhalieren gelangt es in die Lungen. Es führt zu einer kurzfristigen Erregung des sympathischen Nervensystems, das auch Hitze- und Kältegefühl, Angst oder Unruhe vermittelt. Es verstärkt dort die Ausschüttung des Streßhormons Adrenalin und führt dadurch unmittelbar zu einem zeitweiligen Anstieg des Blutdrucks.

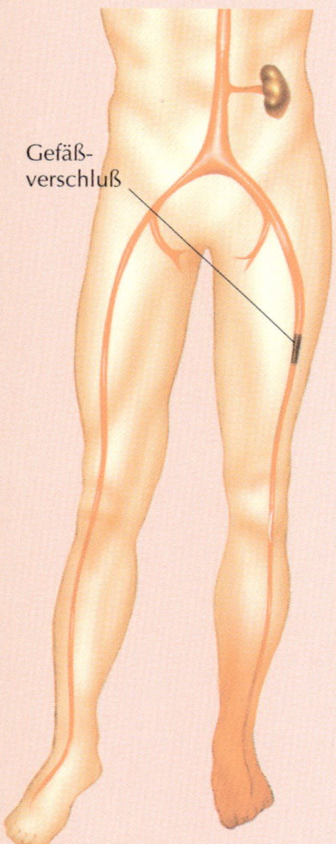

Das „Raucherbein" (arterielle Verschlußkrankheit) ist eine der schlimmsten möglichen Folgen langjährigen Nikotingenusses.

Wie wirkt Nikotin auf die Blutgefäße?

Nikotin wirkt auf dem Weg über das Nervensystem als starkes Gefäßgift, wodurch sich die Blutgefäße krampfartig zusammenziehen: Die Durchblutung wird gestört, der Blutdruck steigt an. Im Endstadium der Arteriosklerose, die vor allem durch ständiges Rauchen sehr stark beschleunigt wird, kommt es häufig zu Ausbuchtungen der Blutgefäße (Aneurysma); dieser Prozeß ist mit einer deutlichen Verdünnung der Gefäßwände verbunden, so daß die angegriffenen Blutgefäße bei Bluthochdruck leicht platzen. Im Gehirn führt das zu Hirnblutungen mit Schlaganfall. Außerdem kann es durch Gefäßverschlüsse zu einem Herzinfarkt oder zum gefürchteten Raucherbein (arterielle Verschlußkrankheit) kommen, bei dem im Extremfall das Gewebe abstirbt (Gangrän). Dieses Absterben beginnt bei den Zehen, kann aber den ganzen Unterschenkel erfassen. Fast 100 Prozent aller Patienten mit dieser Krankheit sind Raucher. Besonders

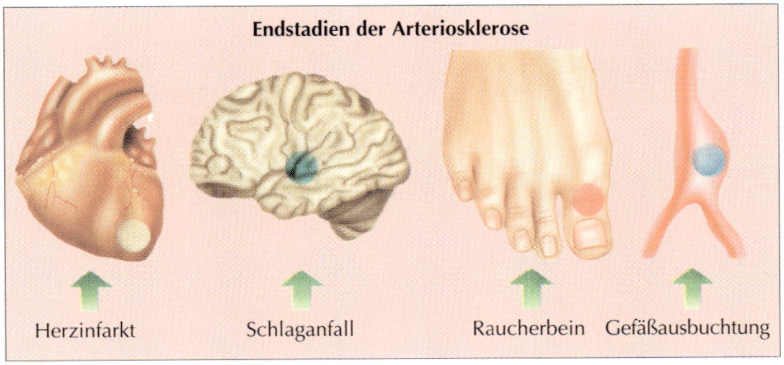

Starkes Rauchen bedeutet ein hohes Risiko für Herzinfarkt, Schlaganfall, gefährliche Gefäßverschlüsse in den Beinen und Gefäßausbuchtungen, die leicht platzen und Blutungen auslösen.

häufige Begleitumstände sind außer Bluthochdruck Übergewicht (mit zu hohen Blutfettwerten), Diabetes, Gicht, Mangel an Bewegung und Veranlagung (familiäre Häufigkeit). Auch chronische Infektionen, bei Frauen das Hormon Östrogen, Streß und eine zu ausgeprägte Blutgerinnung verstärken das Risiko.

Warum beschleunigt Nikotin die Verkalkung?

Nicht so sehr das Nikotin im Tabak, sondern in erster Linie das Kohlenmonoxid und andere Schadstoffe aus dem Tabakrauch sind für die schnelle Verkalkung der Arterien bei starken Rauchern verantwortlich. Das hat unter anderem damit zu tun, daß Tabakrauch die Menge des schützenden HDL-Cholesterins zugunsten des schädlichen LDL-Cholesterins verringert und die Neigung der Blutplättchen zum Zusammenkleben erhöht. Am Herzen kommt es dadurch zu Sauerstoffmangel durch eine Verkalkung der Herzkranzgefäße – der beste Nährboden für einen frühen Infarkt. Je mehr man raucht, desto schneller schreitet die Verkalkung fort.

Eine Pfeife oder eine Zigarre zu rauchen ist nicht ganz so schädlich, weil im Unterschied zu Zigarettenrauchen nicht inhaliert wird. Das Inhalieren birgt ein hohes Lungenkrebsrisiko. Dennoch kann der Tabak auch an Lippen, Zunge und Kehlkopf Krebs auslösen.

Wenn man aufhört zu rauchen, geht nach einigen Jahren auch die Arteriosklerose zurück – und zwar um so vollständiger, je früher man mit dem Rauchen aufhört.

Welche Auswirkungen haben Alkohol, Kaffee und Tee?

„Ein Gläschen in Ehren soll niemand verwehren" – dieser Satz stimmt grundsätzlich. Bei weniger als 30 Gramm am Tag (auf reinen Alkohol bezogen) führen alkoholische Getränke zu keinem nennenswerten Bluthochdruck. Ein Bier oder ein Glas Wein zum Essen oder auch eine Flasche Sekt zu zweit sind eine schöne Sache, und kein Arzt hat ernsthaft etwas dagegen einzuwenden. Manche Rotweinsorten enthalten sogar geringe Mengen Azetylsalizylsäure (ASS), den gleichen Wirkstoff wie Aspirin, der die Fließfähigkeit des Blutes erhöht und daher in kleinen Mengen einen gewissen Schutz vor Infarktrisiken bietet. Dennoch ist Alkohol mit Vorsicht zu genießen.

Mehr als 30 g (reiner) Alkohol am Tag erhöhen den Blutdruck. Für Alkoholkranke, Leberkranke oder Menschen mit bestimmten Herzmuskelerkrankungen ist Alkohol streng verboten.

Wieviel Alkohol ist unschädlich?

Gemessen daran, wann eine Schädigung der Leber eintritt, ist je nach Körperbau bei Männern ein Grenzwert von 50 bis 60 Gramm Alkohol am Tag und bei Frauen ein Grenzwert von 20 bis 30 Gramm ermittelt worden. Ab 40 Gramm am Tag führt Alkohol schon zu einer Erhöhung des Blutdrucks. Von der Regelmäßigkeit des Alkoholgenusses hängt es nun ab, ob daraus eine Gefahr für dauernden Bluthochdruck wird oder nicht.

Chemisch gesehen gehört Alkohol zu den kalorienreichen Fetten. Eine Flasche Wein macht einen Fastentag zunichte. Und wenn jemand zu hohe Blutfettwerte hat, steigt sein Risiko für Arteriosklerose erheblich.

Patienten mit hohen Blutfettwerten sollten nicht mehr als 20 g Alkohol am Tag trinken.

Wann ist Alkohol gefährlich?

Ein Rausch, vor allem ein alkoholischer Exzeß mit „harten" Spirituosen, erhöht den Blutdruck erheblich und kann schon bei recht jungen Leuten zu einem Schlaganfall führen. Alkoholismus ist ein Problem, das man nicht unterschätzen darf – jeder Deutsche über 15 Jahre trinkt im Jahr durchschnittlich 120 Liter Bier, 23 Liter Wein und 10 Liter Schnaps. Fachleute schätzen die Zahl der starken Alkoholiker auf zwei Millionen und befürchten, daß fast jeder zweite ein „Alkoholproblem" hat. Das hat natürlich Folgen für den Blutdruck.

Alkohol verstärkt zudem die Wirkung vieler Medikamente, macht müde und ist mitverantwortlich für viele Unfälle im Verkehr und am Arbeitsplatz.

Dürfen Hypertoniker Kaffee trinken?

Wenn der Arzt es nicht ausdrücklich verbietet, ist auch gegen einen mäßigen Kaffeegenuß nichts einzuwenden. Der Blutdruck kann nach einer Tasse Kaffee zwar etwas steigen, doch wirkt er sich nicht gravierend aus. Meistens bekommt man auch eher Lust auf einen Kaffee, wenn der Blutdruck ohnehin ein bißchen niedrig ist: Man will „richtig wach werden". Und wer auf Zucker und Milch verzichtet, spart sogar Kalorien dabei.

Kaffee als Genußmittel ist erlaubt, als Aufputschmittel in großen Mengen jedoch schädlich.

Kaffee soll als Genuß- und nicht in großen Mengen als Aufputschmittel getrunken werden. Als starker Kaffeetrinker gilt, wer mehr als fünf Tassen am Tag trinkt.

Warum ist grüner Tee gesund?

Schwarzer Tee enthält ebenso wie Kaffee Koffein und ist in seiner Wirkung ähnlich einzuordnen. Eine Empfehlung für Hypertoniker hingegen ist es, auf grünen Tee umzusteigen. Er enthält nur halb soviel Koffein wie schwarzer Tee. Die Wirkung entfaltet sich langsamer, hält aber länger an. Außerdem enthält dieser unbehandelte Tee Wirkstoffe, die beruhigend auf die Schleimhäute (vor allem in Magen und Darm) und die Nerven wirken. Noch weiß man nicht genug über diesen interessanten Stoff. Tatsache aber ist, daß Chinesen, die viel grünen Tee trinken, überdurchschnittlich alt werden.

Auch Tee enthält das leicht anregende Koffein. Es wirkt hier aber nicht so schnell und dafür länger. Besonders schonend und gesund ist grüner Tee.

Wodurch werden die Nieren geschädigt?

Hoher Blutdruck, der nicht behandelt wird, führt leicht zu einer Verkalkung der Nierenarterien (große Blutgefäße) und der Nierenarteriolen (mittlere Blutgefäße). In einem solchen Fall werden die Nieren schlecht durchblutet und reagieren mit einer vermehrten Ausschüttung von Renin. Dieser Stoff erhöht den Blutdruck noch weiter; die Gefäße verkrampfen und verengen sich, die Durchblutung wird daraufhin noch schlechter. Am Ende dieses gefährlichen Kreislaufes droht die Entstehung einer Schrumpfniere: Das Organ verkümmert, weil immer mehr Nierengewebe abstirbt oder durch nicht funktionierendes Narbengewebe ersetzt wird. Diese Krankheit ist chronisch und schleichend.

Unbehandelter Bluthochdruck führt zu einer schlechten Durchblutung der Nieren, die „glauben", sie müssen den Blutdruck erhöhen. Allmähliches Nierenversagen ist möglich.

Wie verläuft Nierenhochdruck normalerweise?

Meist entwickelt sich die sogenannte Nephrosklerose (Verkalkung der Nierenblutgefäße) langsam. Auch der Blutdruck steigt nur langsam und bewegt sich lange in mittleren Werten. Die Ausscheidung von Harn bleibt dabei mengenmäßig erhalten, doch die Filterwirkung der Nieren läßt nach. Die Folge ist eine langsame Selbstvergiftung (Urämie = Urinvergiftung) des Körpers mit Schadstoffen, die beim normalen Stoffwechsel anfallen und bei gesunden Menschen mit dem Urin ausgeschieden werden. Die Krankheit verläuft in drei Etappen:

Erste Symptome für Nierenhochdruck sind Appetitlosigkeit, Gewichtsabnahme, Blässe und Müdigkeit. Das kann für viele Jahre alles sein. Deshalb wird die Krankheit oft verschleppt, und die Diagnose ist nicht einfach.

Für gewöhnlich verläuft ein Nierenhochdruck sehr langsam und kann dann in der Regel gut behandelt werden.

Später juckt die Haut, man schläft schlecht, der Mund wird trocken, und die Atemluft riecht nach Urin. In dieser Krankheitsphase treten häufig anhaltende Kopfschmerzen, Schwindelgefühle und Nasenbluten auf, und der Blutdruck steigt auf 200 mm Hg oder mehr.

Im Spätstadium kommen Herzbeschwerden, Sehstörungen, Behinderungen beim Wasserlassen sowie Schwellungen durch Wasseransammlungen hinzu. Hier kann nur noch eine künstliche Niere oder eine Nierentransplantation helfen.

Wie verläuft die bösartige Form?

Gewöhnlich verläuft die Nierenverkalkung mit dem daraus entstehenden Bluthochdruck in den Nieren langsam. Deshalb kann man sie früh und relativ erfolgreich behandeln. Es gibt aber auch eine bösartige Form dieser Krankheit, bei der sich der Blutdruck auch im Schlaf nicht mehr erholt und Komplikationen auftreten.

Praxis-Erfahrung: Vorsicht mit Salz und Diuretika!

Bei Nierenproblemen muß man besonders vorsichtig mit Salz sein. Nur der Arzt kann genau feststellen, wieviel erlaubt ist. Auf jeden Fall wird eine salzarme Diät nötig sein, aber auch die Eiweißmengen in Fisch und Fleisch müssen niedrig gehalten werden. Diuretika sind harntreibende Mittel, die Salz aus dem Körper schwemmen. Sie werden oft und erfolgreich bei Bluthochdruck eingesetzt, schwemmen aber auch Salze wie Kalium und Magnesium aus. Das kann zu Herzrhythmusstörungen und Muskelkrämpfen führen, wenn nicht zusätzlich Kalium verabreicht wird. Daneben gibt es Kaliumsparer, die den Verlust von Kalium durch die Nieren verhindern sollen. Nierenkranke dürfen sie aber nicht nehmen, weil sonst ein gefährlich hoher Kaliumgehalt im Blut droht. Auch andere blutdrucksenkende Mittel müssen bei Nierenkranken anders eingesetzt werden als bei „reinen“ Hypertonikern. Die Leistung der Nieren bestimmt also stark mit, was man gegen den Bluthochdruck tun darf.

Nierenkranke Hypertoniker müssen nicht nur besonders streng auf ihre Diät achten, sie dürfen auch nicht ohne weiteres die gleichen Medikamente nehmen wie „normale“ Hypertoniker.

Wie kann man Herzinfarkt und Schlaganfall vorbeugen?

Die lebensgefährlichen Folgekrankheiten eines zu hohen Blutdrucks sind bei Patienten in ärztlicher Behandlung meist vermeidbar. Unbehandelte Hypertoniker dagegen sterben doppelt so oft an Folgekrankheiten wie gleichaltrige gesunde Menschen. Früherkennung und rechtzeitige Vorbeugung spielen daher eine lebensrettende Rolle.

Durch frühzeitige Erkennung, richtige Behandlung und die aktive Mitarbeit der Patienten kann man schwerwiegende Folgen von Bluthochdruck fast immer vermeiden.

Was passiert, wenn das Herz überarbeitet ist?

Eine Folge von ständiger Überbeanspruchung des Herzens ist eine Verdickung (Hypertrophie) des Muskels, ganz ähnlich wie fleißiges Training einen strammen Bizeps oder kräftige Waden hervorbringt. Der starke Muskel soll mehr Arbeit bewältigen. Schafft er das auf Dauer nicht, erlahmt er schließlich, verkrampft und verhärtet. Beim Herzen bedeutet das eine Herzschwäche. Ursache dafür kann auch ein Herzinfarkt sein, denn dabei sterben Teile des Muskelgewebes ab. Das schwächt die Muskelkraft, mit der das Blut durch den Kreislauf gepumpt wird. Die rechtzeitige Korrektur des Bluthochdrucks kann eine Herzschwäche vermeiden.

Ein ernstes Warnzeichen für Angina pectoris ist der Enge- oder Druckschmerz über dem Brustbein oder links davon.

Gibt es einen Vorboten des Herzinfarktes?

Oft kommt der Infarkt wie ein Blitz aus heiterem Himmel ohne jede Vorwarnung. Häufig warnt aber auch eine Angina pectoris (lateinisch: Engegefühl in der Herzgegend) vor: Der Herzmuskel leidet wegen Durchblutungsstörungen an Sauerstoff. Das sorgt für einen drückenden Schmerz in der Brust, der auch in Arme, Schultern, Hals und Oberbauch ausstrahlen kann. Diese Schmerzen kommen anfallsweise und dauern 5 bis 30 Minuten. Je stärker sie werden, desto größer ist die Gefahr eines Infarktes.

Was geschieht bei einem Herzinfarkt?

Verschließt zum Beispiel ein Blutgerinnsel ein Herzkranzgefäß, wird ein Teil des Herzmuskels von der Blutzufuhr abgeschnitten. Das Gewebe stirbt ab; es bleiben Narben. Man fühlt plötzlich einen starken Druckschmerz in der Brust. Der Herzschlag wird unregelmäßig, kalter Schweiß bricht aus. Ein schwerer Infarkt kann tödlich ausgehen. Wie er ausgeht, hängt auch davon ab, wie schnell Hilfe kommt. Will man einen Infarkt vermeiden, müssen vor allem die Blutfettwerte und Streß reduziert werden. Infarktgefährdete Menschen sollten immer Nitroglyzerintabletten griffbereit haben.

Was geschieht bei einem Schlaganfall?

Zu den gefürchteten Komplikationen des Bluthochdrucks gehört der Schlaganfall. Er kann durch Durchblutungsstörungen ausgelöst werden und tritt meist bei Menschen auf, die älter als 70 Jahre sind.

Im schlimmsten Fall platzt eine Arterie im Gehirn wegen des zu hohen Blutdrucks. Die schwersten Schlaganfälle gehen auf solche Blutungen zurück und treten im Zusammenhang mit einem Alkoholrausch auf, weil dann der Blutdruck sehr plötzlch sehr stark steigt. Fällt die Versorgung des Gehirns mit Sauerstoff und Nährstoffen aus, tritt nach acht bis zehn Minuten der Hirntod ein. Betroffene, meist Menschen mit hohem Blutdruck im Alter von 40 bis 50 Jahren, können sofort bewußtlos werden.

In weniger schweren Fällen erholt sich der Patient, bleibt aber oft halbseitig gelähmt. Ein Schlaganfall in der linken Gehirnhälfte zum Beispiel führt zu Lähmungen der linken Körperhälfte.

Je nachdem, welcher Teil des Gehirns verletzt wurde, können Sprachstörungen oder auch andere Ausfallerscheinungen vorkommen und zum Teil als dauerhafte Schäden zurückbleiben.

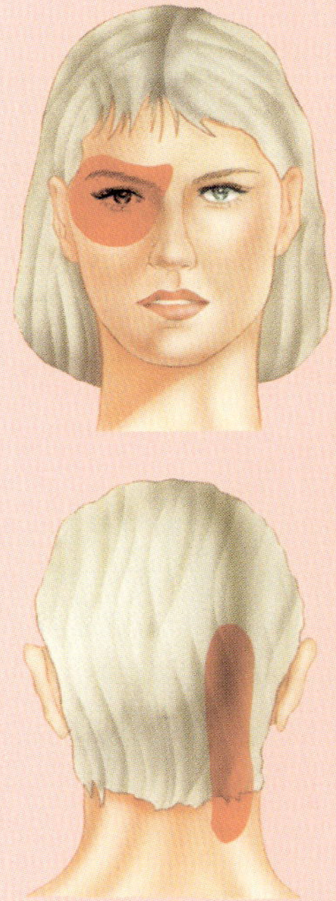

Zu den wenigen Warnzeichen vor einem Schlaganfall gehören Schmerzen über einem Auge oder starke punktartige Kopfschmerzen.

Mit dieser Checkliste können Sie selbst überprüfen, ob Sie zu einer Risikogruppe für Herz-Kreislauf-Erkrankungen gehören.

Die ehrliche Antwort auf die nachfolgenden Fragen hilft, Ihr persönliches Risiko in Sachen Blutdruck zu ermitteln. Sie ist auch eine Grundlage für das Gespräch mit dem Arzt und gibt wichtige Hinweise für die Vorbeugung gegen Herz- und Kreislauf-Erkrankungen.

Gehöre ich zu einer Risikogruppe? 40 Fragen zu Ihrer Gesundheit

1. Gibt es in meiner Familie Herz-Kreislauf-Erkrankungen, Zuckerkrankheit (Diabetes) oder eine Neigung zum Übergewicht? Ja ☐ Nein ☐
2. Habe ich Übergewicht (Grenze ist die Körpergröße minus 100 Kilogramm)? Ja ☐ Nein ☐
3. Kenne ich meinen Blutdruckwert (möglichst nicht über 140/90 mm Hg)? Ja, der Wert ist ▭ Nein ☐
4. Kenne ich meinen Cholesterinwert (möglichst nicht über 1500 Milligramm LDL-Cholesterin und mindestens 350 Milligramm HDL-Cholesterin pro Liter Blut)? Ja, der Wert ist ▭ Nein ☐
5. Kenne ich meine Triglycerid-Blutwerte (höchstens 2000 Milligramm pro Liter Blut)? Ja, der Wert ist ▭ Nein ☐
6. Sind meine Blutzuckerwerte normal (höchstens 120 mg %, kurz nach dem Essen höchstens 150 mg %)? Ja, nämlich ▭ Nein, nämlich ▭
7. Wann sind diese Werte (Blutwerte) zuletzt gemessen worden? Monat ▭ Jahr ▭
8. Habe ich Hormon- oder Stoffwechselstörungen? Ja ☐ Nein ☐
9. Mache ich häufig (und vielleicht vergeblich) Diätkuren und Abmagerungsversuche? Ja ☐ Nein ☐
10. Merke ich, wenn mein Blutdruck steigt (kann ich meinen Puls fühlen und messe ich meinen Blutdruck regelmäßig selbst)? Ja ☐ Nein ☐
11. Rauche ich (was und wieviel)? Ja, ich rauche Pfeife/ Zigaretten am Tag ▭ Nein ☐
12. Habe ich einen Nierenschaden? Ja ☐ Nein ☐
13. Ist meine Leber gesund? Ja ☐ Nein ☐
14. Habe ich häufig Infektionskrankheiten (Erkältungen)? Ja ☐ Nein ☐
15. Leide ich unter einer chronischen Krankheit? Ja ☐ Nein ☐
16. Bin ich Allergiker? Ja ☐ Nein ☐
17. Leide ich unter Schadstoffen am Arbeitsplatz oder in der Nähe meiner Wohnung? Ja ☐ Nein ☐

18. Nehme ich Medikamente, die den Blutdruck erhöhen könnten? Ja □ Nein □
19. Esse ich häufig Fertiggerichte oder Lebensmittel aus der Dose? Ja □ Nein □
20. Achte ich auf eine salzarme Ernährung? Ja □ Nein □
21. Weiß ich, ob mein Mineralwasser viel oder wenig Natrium und Nitrat enthält? Ja □ Nein □
22. Achte ich auf Fett im Essen? Ja □ Nein □
23. Habe ich häufig einen unwiderstehlichen Drang nach Süßigkeiten? Ja □ Nein □
24. Trinke ich regelmäßig Alkohol (Vorsicht vor allem bei Hochprozentigem!)? Ja □ Nein □
25. Bin ich öfters betrunken? Ja □ Nein □
26. Trinke ich viel Kaffee, um mich aufzuputschen? Ja □ Nein □
27. Nehme ich Drogen oder andere „Genußgifte"? Ja □ Nein □
28. Achte ich auf ausreichende körperliche Bewegung? Ja □ Nein □
29. Übe ich meinen Beruf hauptsächlich im Sitzen aus? Ja □ Nein □
30. Stehe ich beruflich unter zu großem Leistungsdruck? Ja □ Nein □
31. Gibt es in meinem Leben etwas, daß mir häufig oder ständig Ärger, Angst oder Sorgen bereitet? Ja □ Nein □
32. Schlafe ich gut? Ja □ Nein □
33. Bekomme ich genug Schlaf? Ja □ Nein □
34. Führe ich ein ausgeglichenes und glückliches Privatleben? Ja □ Nein □
35. Rege ich mich leicht auf? Ja □ Nein □
36. Unternehme ich etwas, um Bluthochdruck zu vermeiden? Ja □ Nein □
37. Gehe ich regelmäßig zum Arzt und lasse meinen Blutdruck untersuchen? Ja □ Nein □
38. Achte ich ganz allgemein auf meine Gesundheit? Ja □ Nein □
39. Befolge ich die Ratschläge meines Arztes? Ja □ Nein □
40. Informiere ich mich regelmäßig über Gesundheitsfragen? Ja □ Nein □

Jeder Mensch ist anders, und nicht jeder Körper reagiert gleich auf mögliche Gefährdungen der Gesundheit. Deshalb muß man auf Patentrezepte und fertige Antworten verzichten. Dennoch geben diese 40 Fragen eine wichtige Orientierung.

Diese Fragen sind auch als Gedächtnisstütze nützlich, denn was heute noch kein Problem ist, kann morgen eins werden. Sie sollten daher den vorliegenden Fragenkatalog wenigstens einmal im Jahr in aller Ruhe durcharbeiten.

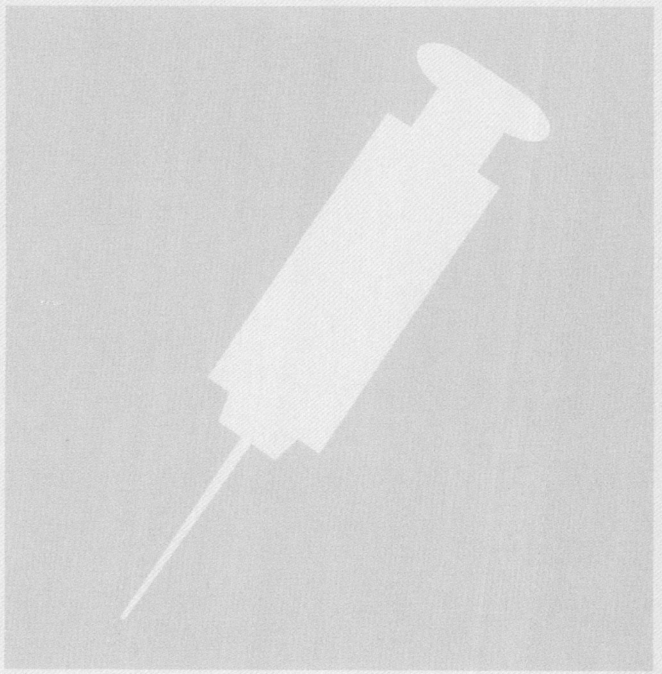

Wie wird Bluthochdruck behandelt?

Bluthochdruck kann nur erfolgreich behandelt werden, wenn man ihn rechtzeitig erkennt. Die Behandlung selbst kann sehr unterschiedlich sein und richtet sich nach den Ursachen und möglichen Folgeschäden. Patentrezepte gibt es nicht – jeder Patient reagiert auf eine Behandlungsmethode ganz individuell. Die wichtigste Therapie besteht aus einer gesunden Lebensführung und der richtigen Ernährung. Eine bedeutende Rolle spielen aber auch Medikamente, die ein wirksames Arsenal von Naturheilmitteln und -methoden ergänzt.

Welche ärztlichen Untersuchungsmethoden gibt es?

Ergeben sich Verdachtsmomente für eine Erkrankung, wird oft eine Reihe weiterer Untersuchungen notwendig.

Bevor aufwendige Spezialuntersuchungen stattfinden, hört sich der Arzt die Krankengeschichte seines Patienten an, fragt nach den Medikamenten, die er einnimmt, und achtet auf äußerlich erkennbare Anzeichen von Krankheit wie Gesichtsfarbe oder Körperbau. Durch Betasten, Abklopfen und Abhören (etwa der Blutgefäße) kann man über Bluthochdruck und Erkrankungen des Herz-Kreislauf-Systems schon sehr viel herausfinden.

Wozu sind Blutuntersuchungen gut?

Wenn der Arzt eine Blutprobe nimmt, wird sie in einem Labor nach Abfallprodukten des Stoffwechsels durchsucht, die vor allem bei Nierenkrankheiten gehäuft auftreten. Auch die Mengen bestimmter Hormone, Elektrolyte und Blutfette spielen eine wichtige Rolle. Sie geben Aufschluß über besondere Risiken und darüber, wie man sie bekämpfen kann. Unter anderem werden folgende Werte untersucht:

- der Gesamt-Cholesteringehalt des Blutes,
- der HDL-Cholesteringehalt,
- der LDL-Cholesteringehalt,
- der Triglyzeridgehalt des Blutes,
- die Blutzuckerwerte,
- die Menge der Harnsäure im Blut.

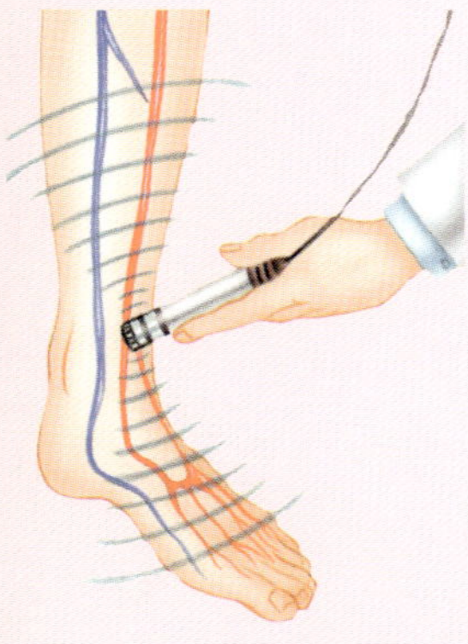

Ein Ultraschallgerät mißt den Unterschied zwischen abgegebenen und reflektierten Schallwellen und gibt ihn als Fließgeräusch des Blutes wieder.

Wann werden Urinproben untersucht?

Wenn der Arzt den Verdacht hat, daß bestimmte Störungen des Stoffwechsels, vor allem Nierenkrankheiten, in den Ausscheidungen noch deutlicher bestimmt werden können als im Blut, wird er eine Urinprobe veranlassen. Im Labor wird sie auf Zucker, Blut, Eiweißstoffe, Hormone und Ablagerungen geprüft, die dort nur bei bestimmten Krankheitsbildern vorkommen.

Was erklären Röntgenbilder?

Krankhafte Veränderungen an den großen Blutgefäßen, vor allem im Brustraum und am Herzen oder im Bereich der Nieren, zeigen sich oft auf Röntgenbildern oder Computertomographien am besten.

Dieses Verfahren wird vor allem bei akuter Atemnot angewendet, bei Verdacht auf Herzkammerschwächen oder auf Veränderungen einer bekannten Herzkrankheit, oder wenn eine Herzbehandlung nicht anders kontrolliert werden kann.

Wann sind Ultraschalluntersuchungen sinnvoll?

Ein Ultraschallgerät arbeitet strahlungsfrei und mißt die Echos feiner Geräusche. Vor allem für die Untersuchung von Oberbauch, Nieren und großen Gefäßen wird oft Ultraschall eingesetzt.

Was zeigt eine Augenspiegel-Untersuchung?

Mit dem Augenspiegel erkennt der Arzt, ob vielleicht Blutgefäße im Augenhintergrund geplatzt sind oder zu platzen drohen.

Durch Blutgerinnsel in der Netzhaut bilden sich kleine Schäden und Ablagerungen, die natürlich zu Störungen der Sehkraft führen.

Wozu dient ein EKG?

Ein Elektrokardiogramm mißt die elektrischen Ströme der Herzmuskeltätigkeit, verstärkt sie und zeichnet sie als Kurve auf.

Meßfühler an Brust, Armen und Beinen messen diese Werte erst in Ruhe (Ruhe-EKG) und dann, unter genauer Kontrolle von Puls und Blutdruck, während der „Arbeit“, beispielsweise an einem Meßfahrrad. Dabei lassen sich Durchblutungsstörungen des Herzens und die Funktionstüchtigkeit des Herzens erkennen.

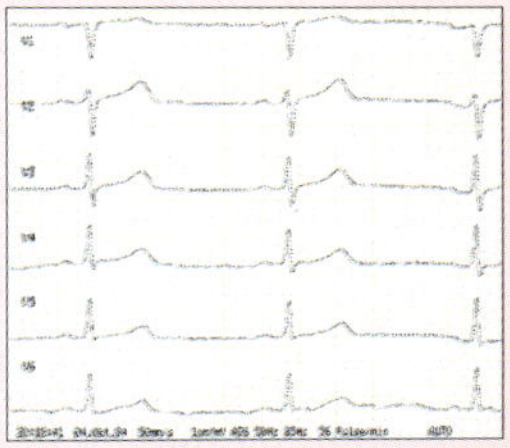

So sieht eine gesunde EKG-Kurve aus. Jede Abweichung ist für den Arzt ein Hinweis auf bestimmte Störungen oder Krankheiten.

Welche Behandlung für welches Alter?

Es gibt eine Reihe erblicher Veranlagungen, die im Lauf der Zeit zu Bluthochdruck führen. Bei Kindern tritt Bluthochdruck sehr selten auf. Durch gewisse Risikofaktoren kann die Krankheit allerdings auch um Jahrzehnte zu früh eintreten. Weder die Erbanlagen noch die Risikofaktoren Alter und Geschlecht sind zu beeinflussen.

Männer zum Beispiel bekommen traditionell schneller und öfter Bluthochdruck als Frauen. Das wird zum Teil auf eine Schutzwirkung des weiblichen Geschlechtshormons Östrogen zurückgeführt, die allerdings nach den Wechseljahren nicht mehr besteht. Außerdem haben im Zeichen der Emanzipation immer mehr Frauen begonnen, alle „Untugenden" der Männer nachzuholen: Sie rauchen vermehrt und setzen sich im Kampf um leitende Positionen dem gleichen Streß aus.

Was gilt bei Kindern und Jugendlichen?

Meistens sind Nierenkrankheiten die Ursache, wenn Kinder Bluthochdruck haben, aber auch Nierengefäßstörungen, eine Verengung der Körperschlagader (Aorten-Isthmusstenose) oder hormonelle Einflüsse.

Symptome sind häufig nicht festzustellen, und wenn doch, sind es die gleichen wie bei Erwachsenen.

Wichtig ist, daß die Manschette zum Blutdruckmessen paßt. Eine Oberarmmanschette für Kinder sollte wenigstens zwei Drittel des Oberarms bedecken, sonst mißt man zu hohe Werte! Zu hoher Blutdruck kommt im statistischen Durchschnitt bei drei bis vier von 100 Kindern vor. Als Grenzwerte gelten je nach Alter:

110/70 mm Hg	3–6 Jahre
120/75 mm Hg	7–9 Jahre
130/80 mm Hg	10–13 Jahre
135/85 mm Hg	14–15 Jahre

Kinder mit Bluthochdruck sehen oft nicht ein, daß sie krank sind und sich einer strengen Disziplin unterwerfen müssen. Das kann die Behandlung problematisch machen.

Man orientiert sich an den Werten für Erwachsene. Zu hoch ist also der Blutdruck eines Drei- bis Sechsjährigen, wenn er bei mehreren zeitlich auseinanderliegenden Messungen über 110/70 mm Hg liegt.

Fast immer ist Bluthochdruck bei Kindern heilbar, weil er auf eine gesicherte Ursache zurückgeht. Selbst wenn er chronisch wird, ist es für die Vorbeugung der Folgekrankheiten nie zu spät.

Was ist Seniorenhochdruck?

Menschen über 60 bekommen oft zum ersten Mal Bluthochdruck. Das liegt vor allem daran, daß im Alter die Blutgefäße starrer werden und die Anpassungsfähigkeit des Körpers abnimmt. Mit Hitze und Kälte oder Aufregung wird man schlechter fertig.

Als Grenzwert bei Senioren ab 60 gilt ein Blutdruck von 160/95 mm Hg. Was darüber liegt, muß meistens behandelt werden, wenn der Arzt keine begründete Ausnahme macht.

Wie sieht die Behandlung bei älteren Menschen aus?

Notwendige Senkungen des Blutdrucks sollten langsam im Lauf von ein bis zwei Wochen stattfinden, weil Herz, Nieren und Blutgefäße sich dem veränderten Druck langsamer anpassen als bei jungen Menschen. Diese Anpassungsschwierigkeiten sind oft schuld daran, daß beispielsweise Senioren leicht schwindlig wird, wenn sie plötzlich aufstehen.

Die Behandlung mit Medikamenten sollte übersichtlich bleiben, daher setzt man bei Senioren kaum Kombinationspräparate ein. Ältere Leute sind auch empfindlicher für Nebenwirkungen. Häufigste Probleme sind:

- Kaliummangel; er macht müde und kann Herzrhythmusstörungen verursachen.
- Schlechtere Gehirndurchblutung; Vergeßlichkeit und Verwirrung können die Folge sein.
- Schlechtere Nierendurchblutung; dadurch häufen sich Schadstoffe (Schlacken) im Körper an.

Ältere Menschen müssen besonders auf ihre Ernährung achten, weil sie Medikamente oft schlechter vertragen.

Was hat Aspirin mit Rotwein gemeinsam?

Manche Rotweinsorten enthalten geringe Mengen des gleichen Wirkstoffs, den auch das Medikament Aspirin enthält – Azetylsalizylsäure (ASS).

Manche Rotweine enthalten geringe Mengen Azetylsalizylsäure (ASS). Das macht sie angeblich so bekömmlich und ist nach Angaben einiger Weinhersteller der Grund dafür, daß sie – in kleinen Mengen, aber regelmäßig genossen – die Lebenserwartung erhöhen oder zumindest das Herzinfarkt-Risiko vermindern. Wer aber zuviel davon trinkt, schadet sich doch, weil dann die negative Wirkung des Alkohols auch die beste Wirkung von ASS wieder zunichte macht.

Seit wann kennen wir Aspirin?

Bereits vor 2400 Jahren verwendete der griechische Arzt Hippokrates einen salizylsäurehaltigen Saft aus Weidenrinde gegen Fieber und Schmerzen.

Auch die Römer kannten die Weide als Heilpflanze (die Bezeichnung Salizyl ist vom lateinischen Wort salix = Weide abgeleitet).

1897 entwickelte der deutsche Chemiker Felix Hoffmann bei der Firma Bayer reine Azetylsalizylsäure und vermischte die ätzende Chemikalie mit Essigsäure zu einem schnell wirkenden, gut verträglichen Mittel gegen Schmerzen und fiebrige Entzündungen. Damit war das Medikament Aspirin entdeckt und begann seinen Siegeszug durch die Medizin. Was es wirklich kann, offenbarte es jedoch nur schrittweise im Laufe der Zeit.

Zuerst wurde der Wirkstoff ASS aus Weidenrinde gewonnen. In der Antike behandelte man damit Schmerzen und Fieber.

In konzentrierter Form ist die Säure ASS farblos, kristallin, süß und hat eine antibakterielle und fäulnishemmende Wirkung. Sie wurde daher früher häufig als Konservierungsmittel verwendet. Wein, der aus Fässern stammt, dessen Innenwände nicht mehr wie einst geschwefelt werden, sondern mit dem besser verträglichen ASS behandelt wurden, enthält also sicher kleine Mengen dieser Substanz.

Warum beugt Aspirin dem Herzinfarkt und dem Schlaganfall vor?

Erst 1945 wurde die Eigenschaft von Aspirin entdeckt, die Blutgerinnung zu hemmen. Es verbessert also die Fließfähigkeit des Blutes.

1968 wurde empfohlen, es gegen Thrombosen einzusetzen, aber erst 1971 beschrieb der Brite John Vane erstmals, wie die Substanz im Körper denn eigentlich überhaupt wirkt. Dafür bekam er 1982 den Nobelpreis für Medizin.

Zu diesem Zeitpunkt war schon klar, daß Aspirin vor einem Verschluß der Herzkranzgefäße oder auch der Gehirnarterien schützt, weil es die gefährliche Verklumpung von Blut verhindert.

Damit war zugleich auch sicher, daß es ein ausgezeichnetes Mittel zur Vorbeugung gegen Herzinfarkt und Schlaganfall ist.

ASS verbessert die Fließfähigkeit des Blutes und schützt daher vor gefährlichen Verklumpungen des Blutes. Daher kommt der Fachausdruck Thrombozyten-aggregationshemmer.

Wann darf Aspirin nicht eingenommen werden?

Aspirin senkt den Blutdruck nicht. Es kann lediglich in dem zuvor beschriebenen, eng begrenzten Wirkungsbereich sinnvoll sein. Außerdem gibt es schwerwiegende Gegenanzeigen.

Bluter zum Beispiel dürfen kein Aspirin nehmen, weil ihr Blut ohnehin schon kaum noch gerinnt. Auch wer an Magen- und Darmgeschwüren leidet, kann selbstverständlich keine Hilfe von einer Säure erwarten, die die Magen- und Darmwände angreifen kann, wenn man zuviel davon nimmt.

Die Herstellungsweise und Form der Medikamente, die den Wirkstoff ASS enthalten, ist künstlich. Der Inhalt jedoch ist ein Naturstoff, auch wenn er billiger und qualitativ hochwertiger im Labor eines Chemiekonzerns erzeugt werden kann.

Bluter oder Menschen mit Magen- oder Darmgeschwüren dürfen auf keinen Fall Aspirin oder andere ASS-Präparate einnehmen!

Wie wirken die wichtigsten Medikamente?

Patienten sollten selbstverständlich über Medikamente, die sie gegen ihre Krankheit einnehmen, Bescheid wissen, niemals aber ein Präparat ohne Absprache mit ihrem Arzt einnehmen!

Es gibt zahlreiche Blutdrucksenkende Medikamente (Antihypertensiva). Sie wirken auf verschiedenen Grundlagen gegen unterschiedliche Symptome. Manche Präparate haben auch Nebenwirkungen, die es ratsam erscheinen lassen, im konkreten Fall lieber ein anderes zu verwenden. Letztlich aber haben alle zum Ziel, den Blutdruck wieder auf normale Werte zu bringen.

Das beste Ergebnis wird oft mit Kombinationspräparaten erreicht, die mehrere Wirkstoffe in geringeren Dosen enthalten. Erfahrungsgemäß haben solche Medikamente weniger Nebenwirkungen, aber mehr „Angriffspunkte" als ein Medikament allein.

Wie wirken entwässernde Medikamente?

Diuretika oder Saluretika nennt man harntreibende beziehungsweise entwässernde Medikamente. Sie senken den Blutdruck, indem sie Salz und Wasser über die Nieren ableiten. Diese Hilfe zur Harnausscheidung setzt man vor allem bei älteren Menschen ein. Dabei werden aber zugleich die wichtigen Spurenelemente Kalium und Magnesium ausgeschieden. Bei Kaliummangel können Herzrhythmusstörungen auftreten, bei Magnesiummangel Krämpfe. Deshalb werden bei Gefahr von Kalium- oder Magnesiummangel Kombinationspräparate verabreicht, die diesen Mangel ausgleichen.

Welche Nebenwirkungen können Diuretika haben?

Abgesehen von der bereits erwähnten Möglichkeit, daß der Körper durch Diuretika zuviel Kalium oder Magnesium verliert (was gut auszugleichen ist), kann es durch den Verlust von Flüssigkeit und lebenswichtigen Spurenelementen auch zu Kreislaufstörungen, zu niedrigem

Blutdruck oder einem zu großen Anteil an Harnsäure im Blut kommen, der Gicht verursacht. Auch Mundtrockenheit, starker Durst, Wadenkrämpfe in der Nacht, Magenschmerzen, Verdauungsstörungen oder Brechreiz können auftreten. Werden Diuretika mit Betablockern kombiniert, kommen manchmal noch deren spezielle Nebenwirkungen hinzu.

Wie wirken Kalzium-Antagonisten?

Kalzium-Antagonisten sind im allgemeinen gut verträglich und arm an Nebenwirkungen. Sie erweitern die Blutgefäße, indem sie der Verkalkung entgegenwirken, und lassen deren Muskulatur erschlaffen. Daraus folgt eine Senkung des Blutdrucks, die oft auch eine Verdikkung des Herzmuskels zum Stillstand bringt oder zurückgehen läßt.

Manche dieser Medikamente verlangsamen den Herzschlag und werden daher auch bei Herzrhythmusstörungen verwendet. Eine andere Gruppe senkt den Blutdruck sehr stark, macht aber den Herzschlag etwas schneller.

Welche Nebenwirkungen können Kalzium-Antagonisten haben?

Manchmal verringern Kalzium-Antagonisten die Kraft des Herzmuskels zu sehr; dann sinken Puls und Blutdruck stärker als gewünscht. Außerdem können Kalzium-Antagonisten zu Verstopfung, Zahnfleischwucherungen, Hitzewallungen mit Gesichtsrötung oder Wassereinlagerungen in den Fußgelenken führen, wodurch die Knöchel anschwellen.

Wer Kalzium-Antagonisten einnimmt, sollte seinen Zahnarzt darüber informieren, damit er regelmäßig das Zahnfleisch kontrolliert.

ACE-Hemmer

Die Konversionsenzymhemmer vermindern die Bildung eines körpereigenen Wirkstoffes (Enzyms), das über bestimmte Hormone die Gefäße verengt und so den

ACE-Hemmer dürfen bei bestimmten Nierenkrankheiten, bei hohen Kaliumwerten im Blut oder im Zusammenhang mit Rheumamitteln nur mit größter Vorsicht verwendet werden.

Blutdruck reguliert. Die Wirkung ist eine Erschlaffung und Erweiterung der Arterien, die den Blutdruck senkt und das Herz entlastet. Dadurch benötigt es weniger Sauerstoff, und seine Pumpleistung wird verbessert, ohne den Puls zu verlangsamen.

Vor allem bei schwerem Bluthochdruck, Herzschwäche und Herzinfarkten haben sich solche Präparate bewährt, die einzeln oder in Kombination mit anderen eingesetzt werden. Sie sind noch verhältnismäßig neu. Über unerwünschte Nebenwirkungen kann man deshalb noch nicht viel sagen.

Welche Nebenwirkungen können ACE-Hemmer haben?

Vor allem zu Beginn der Behandlung kann eine zu große Dosis von ACE-Hemmern zu Herzklopfen, Schwindelgefühl, Müdigkeit und Kopfschmerzen führen, weil der Blutdruck zu stark sinkt. In einigen Fällen kommt es zu einem trockenen Reizhusten. Wenn ein Patient vorher schon mit harntreibenden Mitteln behandelt wurde, ist es möglich, daß der Blutdruck stäker als gewünscht sinkt. Selten, aber nicht ausgeschlossen sind auch allergische Hautreaktionen, Störungen des Geschmackssinnes, Magendrücken oder auch Verdauungsstörungen.

Wie wirkt Nitroglyzerin?

Beim „Nitro-Test" findet der Arzt durch die Gabe eines Nitropräparates heraus, ob Schmerzen im Brustraum auf Angina pectoris zurückgehen oder eine andere Ursache haben.

Nitroglyzerinpräparte erweitern sowohl die gesunden Herzkranzgefäße als auch die anderen Blutgefäße. Nitroglyzerin gibt es als Spray, Kapsel, Tablette und Infusion. Es hilft schnell und wirksam seit mehr als hundert Jahren, heilt aber nicht. Deshalb werden oft weitere Medikamente benötigt.

Inzwischen wurden Nitro-retard-Präparate entwickelt, um die kurzfristige Wirkung zu verlängern. Sie geben ihren Wirkstoff über einen längeren Zeitraum verteilt ins

Blut ab. Nachteilig sind eine etwas geringere Wirkung und eine gewisse Eingewöhnungsphase.

Nitropräparate wirken vor allem kurzfristig, Betablokker werden zur langfristigen Behandlung eingesetzt.

Welche Nebenwirkungen haben Nitropräparate?

Auch bei jahrzehntelanger Behandlung haben Nitropräparate kaum Nebenwirkungen. Sie senken den Blutdruck etwas und erhöhen den Puls ein wenig.

Wie wirken Betablocker?

Betablocker hemmen übermäßige Aktivitäten des sympathischen Nervensystems. Dadurch vermeiden sie unerwünschte Steigerungen des Herzschlags und des Blutdruckanstiegs. Sie verringern den Sauerstoffbedarf des Herzmuskels und verhüten damit Anfälle von Angina pectoris und Herzrhythmusstörungen. Sie wirken angstlösend und beruhigend.

Betablocker verstärken die dämpfende Wirkung von Alkohol und Psychopharmaka wie Schlaf- und Beruhigungsmitteln. Gegenanzeigen sind niedriger Blutdruck und Diabetes.

Welche Nebenwirkungen können Betablocker haben?

Betablocker darf man niemals plötzlich absetzen, sonst droht eine Angina pectoris oder sogar ein Herzinfarkt. Manchmal kommt es bei Männern zu Potenzstörungen. Außerdem kann man durch den sinkenden Blutdruck kalte Hände oder Füße und trockene Augen bekommen.

Welche Medikamente senken die Blutfettwerte?

Sogenannte Lipidsenker werden eingesetzt, wenn keine Diät und kein Sport eine Störung des Fettstoffwechsels erreicht, die den Blutdruck durch die Verengung verkalkter Arterien erhöht. Fibrate sind ein solcher Wirkstoff und werden wegen ihrer geringen Nebenwirkungen viel verwendet. Bei schweren Leberkrankheiten sollte man darauf verzichten. Manchmal kann es zu Magenschmerzen, Übelkeit, Erbrechen oder Durchfall kommen, selten auch zu Gallensteinen und Haarausfall.

Was kann Pfarrer Kneipp für uns tun?

Pfarrer Sebastian Kneipp (1821 bis 1897) aus Stefansried im bayerischen Allgäu gilt als Vater der modernen Wasser- und Badeheilkunde (Hydrotherapie) beziehungsweise der Naturheilkunde. Seine Lehre begründete sich auf die „fünf Säulen" zur ganzheitlichen Behandlung von Leib und Seele:

- Hydrotherapie,
- Phytotherapie (Pflanzenheilkunde),
- Bewegungstherapie (aktiv und passiv),
- Diät (Vollwertkost),
- Ordnungstherapie (Psychohygiene, Psychosomatik).

Wie wirken Wasseranwendungen?

Das Wasser muß deutlich wärmer oder kälter als die Haut sein, um Nervenreize auszulösen und auf den Blutdruck zu wirken.

Die Behandlung mit den Mitteln der Natur (Physiotherapie) schließt Wasser, Wärme, Kälte, Licht, Luft und Massagen ein. Wasser wirkt in erster Linie durch den Temperaturunterschied im Vergleich zum Körper. So erzeugt ein Bad Nervenreize, die zur Regulierung der Blutgefäße, zur Durchblutung und zum Stoffwechsel in Beziehung stehen und auch den Bluthochdruck beeinflussen können. Vollbäder sind anstrengend und sollten daher nur unter fachlicher Aufsicht durchgeführt werden. Mit Teilbädern aber kann man nichts falsch machen und dennoch eine beachtliche Wirkung erzielen.

Was bewirkt ein heißes Armbad?

Ein heißes Armbad gegen Bluthochdruck sollte 15–20 Minuten dauern, die Wassertemperatur sollte etwa 39 Grad betragen.

Ein heißes Armbad bei einer Wassertemperatur von 39 Grad entspannt und erweitert die Blutgefäße. Man taucht beide Arme bis unter die Achseln ins Wasser; durch die großen Arterien setzt sich die Wirkung im gesamten Körper fort: der Blutdruck sinkt langsam. Die Durchblutung des Herzens dagegen wird gefördert. Daher hilft ein solches Armbad auch bei Angina pectoris als Unterstützung von Medikamenten.

Was bewirken kalte Armgüsse?

Kalte Armgüsse wirken ähnlich wie ein heißes Armbad, reizen aber die Haut und damit die Gefäßdurchblutung stärker. Zuerst ziehen sich die Gefäße unter dem kalten Wasser zusammen, dann erweitern sie sich und werden aktiviert, das Blut weiterzupumpen.

Am besten entfernt man den Brausekopf in Bad oder Dusche und setzt einen einfachen Gummischlauch an dessen Stelle. Das Wasser sollte bei senkrecht nach oben gehaltener Öffnung eine Handbreit hochschießen, nicht mehr. Dann führt man den dicken Wasserstrahl außen von der rechten Hand bis zur Schulter, läßt ihn dort etwa zehn Sekunden und führt ihn zur Hand zurück, bevor man das Gleiche mit dem linken Arm wiederholt. Diese Prozedur wird dreimal wiederholt.

Kalte Armgüsse und Wechselfußbäder senken nicht nur den Blutdruck, sondern sind auch gut zur Vorbeugung gegen Arteriosklerose, weil sie die Blutgefäße elastisch halten.

Warum Wechselfußbäder?

Man füllt einen Eimer mit 39 Grad heißem und einen zweiten mit kaltem Wasser. Dann stellt man die Füße drei Minuten lang ins heiße Wasser, wechselt für zehn Sekunden ins kalte Wasser und kehrt für drei Minuten ins Warmwasserbad zurück. Das Ganze wird zwei- bis dreimal wiederholt.

Außer dem Training für die Blutgefäße (wie beim kalten Armguß) bewirkt diese Behandlung, daß Blutstauungen in anderen Bereichen des Körpers sich auflösen, die Blutgefäße sich entspannen und der Blutdruck sinkt.

Wie macht man einen Lendenwickel?

Auf ein großes trockenes Leintuch legt man ein kleineres Leintuch, das in warmes Wasser getaucht und ausgewrungen wurde. Anschließend legt man sich die Tücher einzeln so um den Leib, daß die Körpermitte bedeckt wird. Dann deckt man sich von den Schultern bis zu den Füßen mit der Bettdecke zu.

Ein Lendenwickel dauert ein bis zwei Stunden. Danach sollte man noch eine halbe Stunde trocken und warm zugedeckt ruhen.

Was ist bei Nierenkrankheiten zu beachten?

Die Nieren steuern den Salz- und Wasserhaushalt des Körpers und sind für die Ausscheidung von Schadstoffen aus dem Blut verantwortlich. Wenn sie nicht mehr richtig arbeiten, sammeln sich diese Schadstoffe gefährlich an. Deshalb wirken manche Medikamente gegen Bluthochdruck in solchen Fällen ganz anders oder überhaupt nicht.

ACE-Hemmer zum Beispiel führen zu einem stärkeren Blutdruckabfall als erwünscht, wenn die Nierenarterien bereits verengt sind. Vor allem bei harntreibenden Mitteln kann es vorkommen, daß wegen der gestörten Giftausscheidung nur Wasser ausgeschieden wird und sich andere Bestandteile so sehr im Blut ansammeln, daß sie es vergiften.

Hypertoniker mit Nierenschäden dürfen nicht ohne weiteres die gleichen Medikamente wie andere Menschen mit Bluthochdruck nehmen. Sie müssen auch stärker auf Kochsalz achten.

Bei Nierenstörungen sollte man immer genau darauf achten, daß eine Höchstmenge von 5 Gramm Kochsalz am Tag niemals überschritten wird. Auch die Eiweißmenge in der Ernährung muß in den meisten Fällen begrenzt werden. Ohne regelmäßige Untersuchungen von Blut und Urin läßt sich das nicht bewerkstelligen.

Was muß man bei Dialysepatienten berücksichtigen?

Wer eine regelmäßige Blutwäsche mit der künstlichen Niere braucht und gleichzeitig Medikamente gegen Bluthochdruck einnimmt, verliert bei der Dialyse sämtliche medikamentösen Wirkstoffe aus dem Blut. Sie werden wie Schadstoffe und Gifte vollständig aus dem Blut herausgewaschen. Dem ausgetauschten oder gereinigten Blut muß also schnell wieder der nötige Wirkstoff in ärztlich verordneter Menge zugeführt werden. Das macht Schwankungen im Blutdruck geradezu unvermeidlich, denn bis ein Medikament wirkt, sinkt der Blutdruck automatisch – es sei denn, das Medikament würde bei der Blutwäsche gleich wieder dem frischen Blut beigefügt. Dadurch wird die Behandlung von Hypertonikern zu einer Aufgabe für Spezialisten mit viel Erfahrung.

Was steht am Anfang: Nierenkrankheit oder Bluthochdruck?

Unbehandelter Bluthochdruck kann zu einer Verkalkung der Nierenarterien und vor allem der kleinen Nierenblutgefäße führen. Es ist aber auch umgekehrt möglich, daß Nierenerkrankungen die Ursache für den Blutdruck sind; Ärzte sprechen dann von renaler Hypertonie, der häufigsten Form von sekundärem Hochdruck. Die Niere wird normalerweise stark durchblutet; ein Blutstau in ihren Gefäßen bringt leicht Nierengewebe zum Absterben und wirkt sich auf den gesamten Kreislauf aus.

Praktisch jede Nierenerkrankung kann Bluthochdruck verursachen. Meistens sind es chronische Entzündungen oder Gewebeveränderungen.

Was kann die Ursache für Nierenhochdruck sein?

Ursachen für diese Form des Hochdrucks können angeborene Verengungen der Nierenarterien sein, aber auch Blutergüsse, beispielsweise durch eine Sportverletzung (vor allem Boxer sind hier gefährdet!), einen Sturz oder einen Autounfall. Auch Nierensteine, ein Nierentumor, Störungen des Harnabflusses, Zuckerkrankheit (Diabetes) oder Gicht und jede chronische Nierenentzündung können Nierenhochdruck zur Folge haben. Der Blutdruck in den Nieren steigt leicht auch bei Thrombosen oder Embolien im Bereich der Nieren gefährlich an.

Die ungenügende Durchblutung der Nieren löst jedenfalls den bereits erwähnten Teufelskreis aus: Es kommt zu erhöhter Ausschüttung des Enzyms Renin, das den Blutdruck weiter steigen läßt, indem es eine Zusammenziehung der Blutgefäße bewirkt. Am Ende wird das Organ so schlecht durchblutet, daß wieder die Diagnose „Schrumpfniere“ droht.

Bei Verdacht auf eine Nierenerkrankung sind zur Vorbeugung regelmäßige Kontrollen des Blutdrucks notwendig, auch wenn man sich (noch) nicht krank fühlt!

Wie funktioniert eine künstliche Niere?

Wenn die Nieren nicht mehr in der Lage sind, Schadstoffe mit dem Harn auszuscheiden, droht eine tödliche Harnvergiftung (Urämie). Ohne Behandlung kommt es dann innerhalb weniger Tage zu vielfachen Komplikationen, und die Patienten sterben im Koma. Hilfe bietet hier die künstliche Niere an: das ist eine Apparatur, die das Blut erneuert.

Dazu muß der Patient ins Krankenhaus. Dort wird in einer etwa drei- bis fünfstündigen Prozedur auf der einen Seite sein Blut ungerinnbar gemacht und abgepumpt, durch eine Reihe von Filtern mit über 10 000 Kunststoffkapillaren gereinigt und auf der anderen Seite per Infusion dem Körper wieder zugeführt. Das geschieht nach dem Prinzip der chemischen Dialyse, bei dem kleine Moleküle durch einen Filter in eine Flüssigkeit gelangen können, große Moleküle aber nicht. Man nennt den Vorgang auch Hämodialyse und die Maschinerie dafür Dialysemaschine oder „künstliche Niere". Das Filtersystem ist in eine Spülflüssigkeit (Dialysat) getaucht, deren Zusammensetzung dem gesunden Blut entspricht.

Dabei werden alle „harnpflichtigen Substanzen", also alle auf Dauer schädlichen Stoffe im Blut, ausgefiltert,

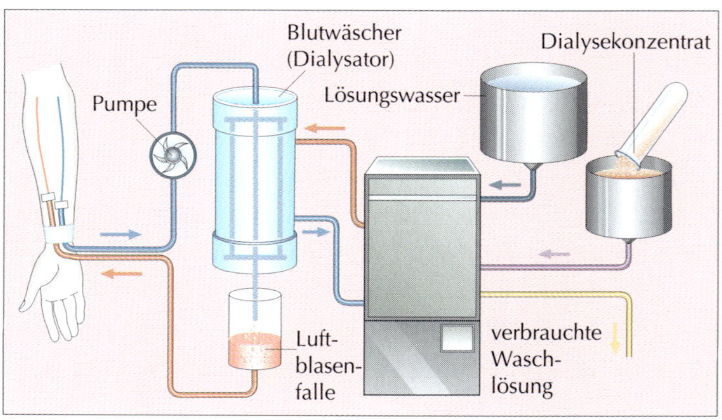

Schematische Darstellung der Hämodialyse.

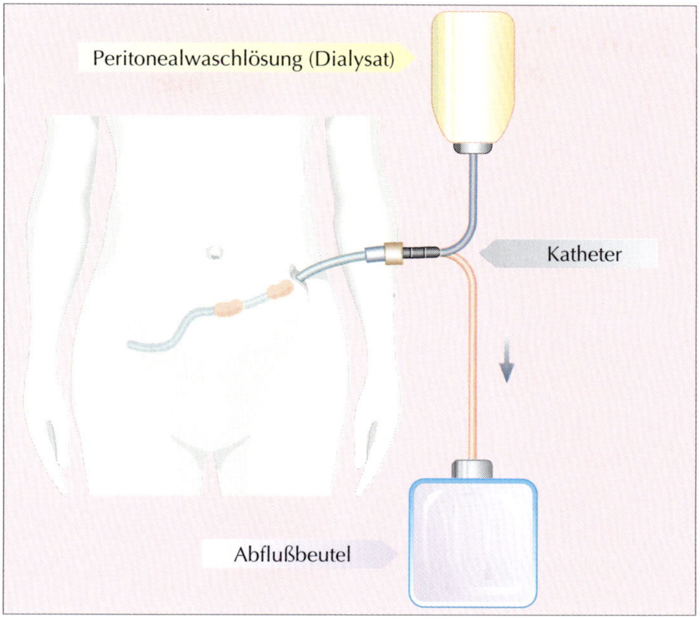

Schematische Darstellung der Peritonealdialyse.

weil ihre Konzentration größer ist als die des gesunden Blutes. Was auf der anderen Seite des Filters ins Dialysat fließt, ist gereinigtes Blut. Die Schadstoffe bleiben im Filter zurück. So arbeitet auch die Niere selbst, wenn sie gesund ist. Nur werden bei der Dialyse natürlich der Blutdruck und alle anderen wichtigen Körperfunktionen ständig überwacht und kontrolliert.

In Deutschland leben heute etwa 40 000 Menschen, die zum Teil seit 20 Jahren auf Dialysemaschinen angewiesen sind.

Wie funktioniert die Peritonealdialyse?

Eine andere Form der Dialyse, die allerdings für die Betroffenen recht aufwendig ist, ist die sogenannte Peritonealdialyse. Hierbei dient das Bauchfell des Kranken als Membran, durch die die Giftstoffe aus dem Blut gefiltert werden. Dies geschieht mit Hilfe einer Dialyselösung, die durch einen Katheter in die Bauchhöhle fließt, dort mehrere Stunden zum Austausch verbleibt und dann in einen Abflußbeutel fließt.

Worauf muß man während der Schwangerschaft achten?

Von einem Schwangerschaftshochdruck sprechen die Mediziner, wenn der systolische Blutdruck um 30 mm Hg und der diastolische Blutdruck um 15 mm Hg höher ist als vorher, spätestens aber bei Werten um 140–150/90 mm Hg. Hypertonie während der Schwangerschaft macht auf jeden Fall eine genaue medizinische Beobachtung sowie eine Behandlung notwendig, damit Mutter und Kind keinen Schaden nehmen.

Manchmal ist Schwangerschaftshochdruck nur vorübergehend. Dann tritt er ab dem 7. Monat auf und verschwindet innerhalb von zwei Wochen nach der Geburt wieder.

Was weiß man über die Ursachen?

Die Ursachen sind weitgehend unklar. Man nimmt aber an, daß eine erbliche Veranlagung zu Bluthochdruck oder Diabetes, Mehrlingsschwangerschaften und Durchblutungsstörungen in Plazenta und Gebärmutter entscheidende Risikofaktoren sind. Auch Hormone kommen als Auslöser in Betracht.

Wie kann man Schwangerschaftshochdruck feststellen?

Oft bestehen keine äußerlichen Symptome. In schweren Fällen kommt es zu Sehstörungen, Kopfschmerzen, Ohrensausen, Schwindelgefühlen oder Erbrechen. Bei Untersuchungen finden sich Eiweiß im Urin und Wasserablagerungen in den Beinen, ganz selten kommt es auch zu einer Gelbsucht.

Zur Früherkennung sind wöchentliche Blutdruckmessungen, Gewichtskontrollen und Urinanalysen das beste Mittel. Bei Schwangeren muß normalerweise der Blutdruck im Sitzen gemessen werden, weil im Liegen die untere Hohlvene zusammengedrückt wird und so falsche Werte angesetzt werden. Bei einem „Lagerungstest" kann man in der 24. bis 32. Schwangerschaftswoche

Sichere Früherkennung von Schwangerschaftshochdruck bieten nur regelmäßige Untersuchungen von Blutdruck und Urin.

feststellen, ob ein zu hoher Blutdruck droht: Die Schwangere liegt dabei auf der linken Seite, bis der diastolische Meßwert sich nicht mehr verändert. Wenn er innerhalb von fünf Minuten um 20 mm Hg oder mehr angesteigt, ist später mit Hochdruck zu rechnen.

Bei Frauen, die schon vor der Schwangerschaft Bluthochdruck hatten, sinkt er meist in den ersten fünf Schwangerschaftsmonaten deutlich, steigt aber kurz vor der Geburt wieder an.

Was tut man gegen Schwangerschaftshochdruck?

Der erste Schritt ist eine salzarme Kost. Der zweite besteht darin, weniger zu trinken (das senkt den Blutdruck über die Flüssigkeitsmenge im Körper). Drittens soll Bettruhe eingehalten sowie Aufregungen und Belastungen gemieden werden. Erst ab Werten von 160/100 mm Hg wird eine Behandlung mit Medikamenten ratsam.

Warum ist Vorsicht bei Medikamenten angebracht?

Bei Schwangeren mit Bluthochdruck besteht die Gefahr, daß die Plazenta (Mutterkuchen) wegen blutdrucksenkender Mittel oft nicht mehr ausreichend durchblutet ist und der Fötus dann schlecht versorgt wird.

Möglich sind aber auch Wachstumsstörungen beim Kind, wenn es ein von der Mutter eingenommenes Medikament nicht verträgt.

Im allgemeinen geben Frauenärzte Medikamente, die für Mutter und Kind gut geeignet sind. Dazu gehören Betablocker wie Beloc, Lopresor und Tenormin. Andere Blutdrucksenker sind weniger zu empfehlen.

Die genannten Mittel sind fast immer risikolos im Vergleich zu den Gefahren, die ein unbehandelter Hochdruck für Mutter und Kind birgt – es kann zu Nierenversagen oder einer Fehlgeburt kommen. Wenn in der Spätphase der Schwangerschaft eine unzureichende Durchblutung der Plazenta zu befürchten ist und Medikamente nicht anschlagen, kann das Kind durch einen Kaiserschnitt entbunden werden.

Gängige Medikamente gegen Bluthochdruck können das Kind schädigen; aus diesem Grund bekommen werdende Mütter mit Bluthochdruck in der Regel andere Mittel von ihrem Frauenarzt.

Wann kann eine Operation helfen?

Ins Krankenhaus müssen Hypertoniker meistens nur, weil dort die technischen Möglichkeiten für spezielle Untersuchungen zur Verfügung stehen und die fachliche Beobachtung rund um die Uhr gegeben ist. Auch das Einstellen auf Medikamente kann so zum Beispiel erleichtert werden. Darüber hinaus ist ein Krankenhausaufenthalt nötig, wenn eine fortgeschrittene Arterienverkalkung oder Spätfolgen des Bluthochdrucks an Herz, Nieren oder Blutgefäßen vorliegen. Eine Operation steht oft im Zusammenhang mit anderen Erkrankungen, beispielsweise einem Tumor.

Bei Schrumpfnieren, Herzkrankheiten und gefährlichen Verengungen oder „Ausbeulungen" wichtiger Blutgefäße kann ein chirurgischer Eingriff notwendig sein.

Was ist eine Koronarangiographie?

Eigentlich handelt es sich bei der Untersuchung mit einem Herzkatheter (Koronarangiographie) nicht um eine Operation, sondern um eine „blutige" Untersuchungsmethode. Wenn bei anderen Untersuchungen Hinweise auf Engstellen in den Herzkranzgefäßen gefunden werden, kann man einen dünnen Schlauch aus Kunststoff (Katheter) von der Ellenbeuge durch die Armarterie oder von der Leistenbeuge durch die Beinarterie bis zum Herzen schieben. Dann wird ein Kontrastmittel eingespritzt, das Herz und Blutgefäße durch eine röntgenographische Darstellung deutlich sichtbar macht. Dadurch kann man die Herzfunktionstüchtigkeit überprüfen und sehr genau sagen, wo Engstellen vorliegen, von denen die Gefahr eines Gefäßverschlusses oder Herzinfarktes ausgeht.

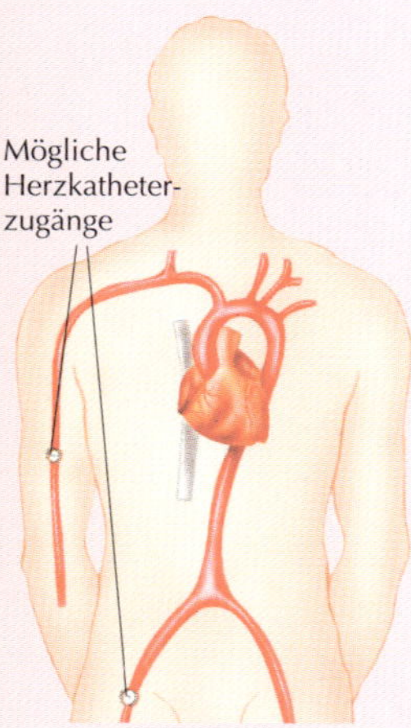

Bei der Herzkatheteruntersuchung (Koronarangiographie) schiebt man eine Sonde durch die Arterien bis zum Herzen.

Was ist eine Ballondilatation?

Zur Erweiterung verengter Blutgefäße wird bei Infarktgefahr durch einen Katheter ein Ballon an die verengte Stelle geführt und dann unter Druck mit einer Flüssigkeit gefüllt. Der größte Teil der Ablagerungen aus Blutbestandteilen, Fett und Kalk wird dabei in die Wand des

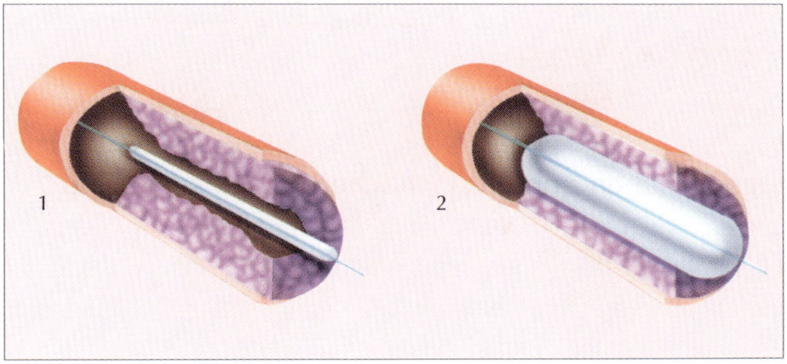

1. An einem Katheter wird der Ballon durch das Blutgefäß bis in die Verengung hineingeführt. 2. Dann wird der Ballon aufgeblasen und drückt die Ablagerungen beiseite.
Etwa 70 000 erfolgreiche Eingriffe dieser Art finden jährlich in Deutschland statt.

Blutgefäßes gedrückt, so daß die Durchblutung nicht mehr behindert wird. Diese „Operation" wird häufig an verengten Herzkranzgefäßen durchgeführt, die das Herz versorgen.

In Abwandlung der Ballontechnik werden auch Gitter aus Edelstahl als Stützkorsett angewendet, um einen erneuten Verschluß des Gefäßes zu verhindern. In manchen Fällen muß eine solche „Operation" wiederholt werden. Eine weitere Variante dieses Eingriffs besteht darin, daß ein winziger Bohrkopf ins Blutgefäß eingeführt wird, der die Ablagerungen herausfräst. Ist einer dieser Eingriffe jedoch nicht möglich, muß ein Bypass gelegt werden.

Was ist eine Bypass-Operation?

Sind alle drei wichtigen Herzkranzgefäße oder ihr gemeinsamer Hauptstamm verengt, muß eine Überbrückung gelegt werden. Man nennt diese Überbrückung englisch Bypass. Die Vorgehensweise ist denkbar einfach: Ein neues Gefäßstück aus einer Vene oder aus Kunststoff wird um eine verengte Stelle gelegt, so daß das Herz wieder ausreichend mit Blut versorgt wird. 90 Prozent dieser Operationen sind heute erfolgreich. Dennoch kann auch ein solches Ersatz-Blutgefäß sich verschließen und eine neue Operation notwendig machen.

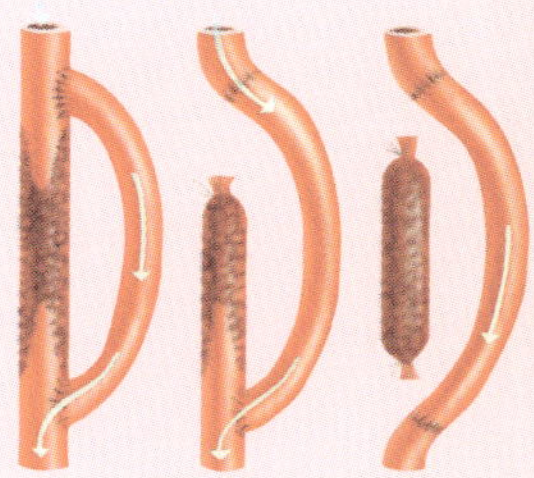

Um den Blutstrom umzuleiten, wird bei einer Bypass-Operation das verengte „alte" Blutgefäß abgebunden und überbrückt.

Wann kann die Seele den Körper heilen?

Tatsache ist, daß das vegetative, nicht unmittelbar dem Willen unterworfene Nervensystem stark an der Steuerung des Blutdrucks beteiligt ist. Ebenso wirkt es sich auf Stoffwechsel, Hormone und das Immunsystem aus. Man hat lange dafür gebraucht, aber heute ist unter Fachleuten unumstritten, daß es nicht nur zahlreiche solcher Wechselwirkungen gibt, sondern auch viele Ansatzpunkte, um sie positiv zu beeinflussen.

Gerade bei Bluthochdruck wird das „Pillenschlucken" oft noch überschätzt. Seelische Ursachen bekommt man am besten mit entsprechenden Gegenmaßnahmen in den Griff.

Dennoch versucht man viel zu oft, Bluthochdruck nur mit Medikamenten zu behandeln. Das ist sicherlich nicht immer die sinnvollste Methode.

Warum ist der Arzt ohne die Mitarbeit des Patienten machtlos?

Die richtige Ernährungs- und Lebensweise sind tragende Säulen der Behandlung, ebenso wie Entspannungstechniken und der Abbau von schädlichem Streß. Doch auch der beste Arzt steht dem Bluthochdruck machtlos gegenüber, wenn der Patient nicht von Anfang an aktiv und konsequent mitarbeitet.

Das fängt schon damit an, daß zum Einnehmen von Medikamenten einfach ein gewisses Maß an Disziplin gebraucht wird. Es nützt nichts, wenn man seine Tabletten einmal nimmt und einmal nicht – im Gegenteil. Es nützt auch nichts, zu wissen, daß man zu dick ist, wenn man dann nicht abnimmt und seine Eßgewohnheiten umstellt.

Eine Behandlung muß vom Patienten voll und ganz angenommen werden, um Erfolg zu haben.

Warum ist es so schwer, sich helfen zu lassen?

Die grundlegende Voraussetzung für jeden Behandlungserfolg ist die Bereitschaft, sich helfen zu lassen. Und doch mangelt es oft gerade daran – manchmal, weil die Einsicht in die Tatsache fehlt, daß man wirklich krank ist.

Millionen von Menschen haben Schwierigkeiten, sich einer Krankheit wirklich zu stellen. Wer aber an seiner Gesundheit interessiert ist und mit seinem Leben noch etwas vorhat, sollte sich klarmachen, daß er sich um viele Möglichkeiten bringt, wenn er den Kopf in den Sand steckt. Es kann hilfreich sein, sich immer wieder bewußtzumachen, daß eine Diagnose wie Bluthochdruck nur durch exakte wissenschaftliche Messungen und Untersuchungen zustande kommt.

Um eine Behandlung diszipliniert angehen zu können, bedarf es der Einsicht in die Tatsache, daß man krank ist.

Welche Rolle spielt die Psyche?

Ein Zusammenhang zwischen Bluthochdruck, Herzklopfen und krankhaften Angstzuständen oder Depressionen ist, wie auch Psychotherapeuten und Nervenärzte immer wieder bestätigen, sehr wohl möglich. Das vegetative Nervensystem gerät bei lange anhaltenden oder starken seelischen Belastungen schon einmal aus dem Gleichgewicht. Auch hormonelle Veränderungen oder Störungen, Stoffwechselstörungen des zentralen Nervensystems, Alkohol oder Medikamente können für diesen Teufelskreis der Übererregbarkeit verantwortlich sein.

Was können Massagen bewirken?

Das nicht unmittelbar der Willenskontrolle unterworfene vegetative Nervensystem ist mit Sicherheit an der Regulierung des Blutdrucks stark beteiligt, nur weiß man bis heute nicht genau, wie.

Massagen, vor allem die Fußreflexzonenmassage und die Akupressur, sprechen unsere Nerven an, die eine Verbindung zwischen Gehirn, Organen und Gliedern herstellen. Richtig durchgeführte Massagen können die Durchblutung verbessern, einen geregelten Stoffwechsel fördern und durchaus helfen, den Blutdruck zu normalisieren. Außerdem haben sie eine wohltuende und entspannende Wirkung.

Massagen können das Nervensystem beruhigen und entspannen, die Durchblutung verbessern und so helfen, den Blutdruck zu senken.

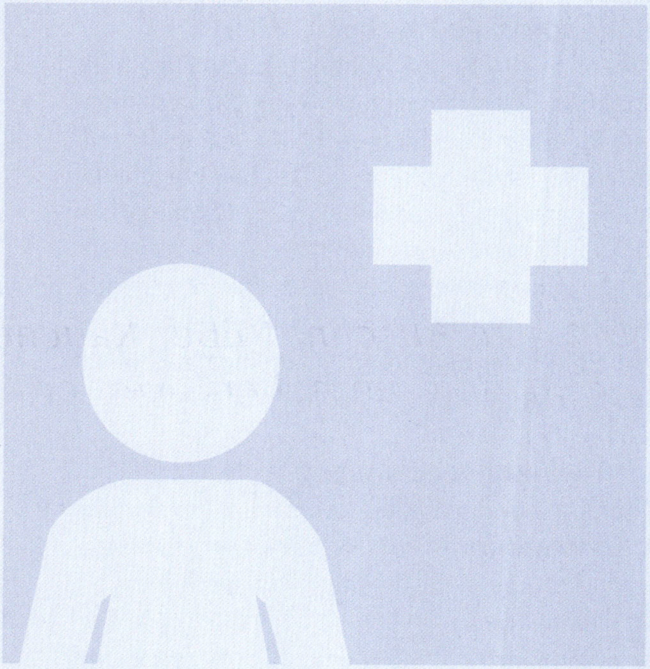

Was kann ich selbst gegen Bluthochdruck tun?

Drei Themenbereiche stehen im Mittelpunkt dieses Kapitels: der Abbau von schädlichem Streß für Körper und Seele, die richtige Ernährung mit einigen bewährten Methoden zum Abnehmen und praktische Tips für das gesunde Maß an Bewegung. Wenn Sie dann auch noch den Abschnitt über Raucherentwöhnung gelesen haben, werden Sie überzeugt sein, daß der wichtigste Teil der Behandlung bei Bluthochdruck in den Händen der Patienten selbst liegt. Wer ihn konsequent anwendet, braucht keine Spätfolgen zu fürchten.

Wie lerne ich, mit dem Bluthochdruck zu leben?

Eine erbliche Veranlagung kann man nicht beeinflussen. In aller Regel macht sie auch noch nicht krank. Wer seinen Bluthochdruck wie beispielsweise ein künstliches Gebiß akzeptiert, kann schon von seiner inneren Einstellung her besser mit Hypertonie umgehen. Die Hauptsache ist, die entscheidenden Risiken auszuschließen und immer auf die gesundheitlichen Folgen des eigenen Handelns (oder Unterlassens) zu achten.

Wozu ist ein Blutdruck-Tagebuch gut?

Eine ausgezeichnete Hilfe zur Selbstbeobachtung ist das Blutdruck-Tagebuch, das man vom Arzt oder in der Apotheke bekommt. Gewöhnlich mißt man wenigstens zu Beginn einer Behandlung zweimal täglich den Blutdruck. Außer dem Datum werden darin alle Informationen vermerkt, die der Arzt für die Behandlung braucht: Körpergewicht, Uhrzeit und Besonderheiten wie Streßsituationen, Urlaub, Zeiten von Krankheit und alle ungewöhnlichen Beschwerden.

Wie vermeide ich Fehler beim Blutdruckmessen?

Blutdruckmessungen sollten bis auf 2 mm Hg genau sein. Wichtig ist, daß das Gerät keine Fehler aufweist (sind Luftschlauch und Anschlüsse dicht, zeigt die Skala beim unbenutzten Gerät auf Null, sitzt die Manschette gut?). Außerdem sollte man beachten,

- daß der Arm richtig gelagert ist, also in Herzhöhe auf einer Tischplatte liegt,
- daß das Stethoskop-Mikrofon richtig aufgesetzt wird, also genau über der Armarterie in der Armbeuge,
- daß sich keine Seh- oder Hörfehler einschleichen. Sonst sollte man auf ein automatisches Meßgerät umsteigen.

Fehler beim Blutdruckmessen sind als Ursache für Behandlungsfehler gar nicht so selten.

Welche körperlichen Ansatzpunkte muß man nutzen?

Bei Krankheiten wie Diabetes, Nieren- und Leberschäden müssen in erster Linie die Ursachen für die sekundäre Hypertonie behandelt werden. Beachten Sie aber auch folgendes:

- Haben Sie Übergewicht?
- Haben Sie zu hohe Blutfettwerte bzw. essen Sie vielleicht zu fett?
- Essen Sie vielleicht zuviel Salz?
- Haben Sie zuviel Harnsäure im Blut, essen Sie zuviel Eiweiß?
- Vertragen Sie vielleicht ein Medikament nicht?

Welche Gewohnheiten bieten einen Ansatzpunkt?

Wer lernt, sich selbst zu beobachten und zu kontrollieren, trägt entscheidend dazu bei, Folgeschäden des Bluthochdrucks wie Herzinfarkt, Schlaganfall, Herzschwäche oder Nierenversagen zu vermeiden. Es gibt zahlreiche Möglichkeiten, den Alltag so zu gestalten, daß man gesünder lebt. Folgendes zählt dazu:

- Dauerstreß oder bestimmte Dinge, die immer wieder zu großer Aufregung oder Anstrengung führen, muß man meiden lernen.
- Chronischer Schlafmangel oder Schlafstörungen können gezielt bekämpft werden.
- Wer zu oft oder zuviel Alkohol trinkt, muß seinen Konsum einschränken.
- Wer Zigaretten raucht, sollte sich das Rauchen abgewöhnen.
- Ist für ausreichende körperliche Bewegung gesorgt? Bewegung verbrennt Fett, beugt der Verkalkung vor und sorgt auch für einen ausgeglichenen, belastbaren Kreislauf.

Schlechte Gewohnheiten schaden dem Blutdruck. Mann kann sie in der Regel abstellen und sich statt dessen gute Gewohnheiten zulegen.

Wie kann man inneren Streß abbauen?

Die sogenannte Managerkrankheit, eine Erkrankung des Herz-Kreislauf-Systems durch psychische und physische Überbeanspruchung, scheint eine Geißel unserer Zeit zu sein. Die Anforderungen der Leistungsgesellschaft an den einzelnen sind in den letzten Jahrzehnten ständig gestiegen. Doch die höchsten Maßstäbe setzen wir uns oft selbst. Wer unter hohem Blutdruck leidet, reagiert erfahrungsgemäß besonders empfindlich auf bestimmte Situationen:

Besonders tüchtige und verantwortungsbewußte Menschen neigen dazu, sich selbst zu sehr unter Druck zu setzen.

- Überforderung; Verpflichtungen, die Angst machen, weil zu große Verantwortung damit verbunden ist, die man aber aus Verantwortungsbewußtsein nicht abzulehnen wagt.
- Zeitdruck; ein Phänomen der letzten Jahre ist dabei der „Freizeitstreß". Sogar Verabredungen mit Freunden, Familienfeiern und sportliches Vergnügen werden zum „Termin".
- Ärger; eine gewisse Verrohung der Sitten und wachsende berufliche oder private Konkurrenz lassen uns immer häufiger aggressiv reagieren.
- Daueranspannung; unsere Ansprüche steigen, aber es wird immer schwieriger, sie zu erfüllen. Man fühlt sich unentbehrlich und verweigert sich notwendige Erholungspausen.

Was ist autogenes Training?

Autogenes Training ist eine Entspannungsmethode, die auf Elementen der Selbsthypnose und des Yoga aufbaut. Sie erzeugt positive innere Vorstellungen, die sich dem Unterbewußtsein einprägen und sich nach einiger Zeit der Übung durchsetzen.

Autogenes Training schützt vor übermäßigem Streß und wirkt harmonisierend auf Herz und Kreislauf.

Erlernen kann man das bei Therapeuten oder in Gruppenkursen an der Volkshochschule. Die Grundlagen sind sehr einfach.

Alle Übungen werden zwei- bis dreimal am Tag wiederholt. Man liegt dazu ausgestreckt flach auf dem Rükken und hat Arme und Beine ganz leicht vom Körper gespreizt. Die Inhalte der Übungen sind vorgegeben, die Formulierungen zur Selbsthypnose sucht sich jeder so aus, daß er in ihrem Rhythmus entspannt atmen kann.

Wer die Übungen beherrscht, kann sie verkürzen und sich auf die konzentrieren, die ihm am besten helfen.

Nach der Übung streckt und beugt man sich und atmet tief durch, um wieder in einen normalen Spannungszustand zurückzukehren.

Wie funktioniert autogenes Training?

- In der ersten Stufe stellt man sich zwei Wochen lang vor: „Mein rechter Arm ist warm und schwer". Dann konzentriert man die Übung zwei weitere Wochen auf den linken Arm.
- In der zweiten Stufe führen Schwere und Wärme mit allgemeinen Formeln wie „Warm und schwer" zur Entspannung von Muskeln und Blutgefäßen und erfassen den ganzen Körper.
- In der dritten Stufe (5. und 6. Woche) stellt man sich vor: „Mein Herz schlägt ganz ruhig". Kommt es dabei zu unangenehmen Nebenerscheinungen, geht man zur nächsten Übung weiter.
- Die vierte Stufe (7. und 8. Woche) ist zur Harmonisierung des Atmens gedacht. Zum Beispiel atmet man nach dem Rhythmus des Satzes „Vollkommen ruhig, gelöst, entspannt".
- Die fünfte Stufe (9. und 10. Woche) übt die Wärme in Bauch und Leib mit Formeln wie „Ruhig, warm und schwer".
- Die sechste Stufe (11. und 12. Woche) erzeugt einen „kühlen Kopf". Formeln wie „Meine Stirn ist angenehm kühl" vertiefen die Entspannung.

Zentraler Gedanke bei den Übungen zum autogenen Training ist es, sich durch ein Gefühl angenehmer Wärme, Schwere und Ruhe zu entspannen.

Die progressive Muskelrelaxation

Entspannungstechniken wie das autogene Training oder die progressive Muskelrelaxation kann man in Kursen an der Volkshochschule erlernen.

Außer dem autogenen Training gibt es noch eine zweite sehr wirkungsvolle Entspannungsmethode: die progressive Muskelrelaxation nach Jacobsen.

Dabei werden einzelne Muskelgruppen – Hände, Arme, Gesicht, Nacken, Schultern, Brust, Rücken, Bauch, Gesäß und Beine – nacheinander angespannt und anschließend wieder entspannt. Dadurch lassen sich innere Verkrampfungen und Muskelverspannungen lockern; man erreicht einen Zustand der Gelassenheit und des inneren Friedens, das Herz schlägt ruhiger und gleichmäßiger, Puls- und Atemfrequenz sinken, und die Durchblutung wird gefördert. Die Übungen werden entweder im Sitzen oder im Liegen durchgeführt und sind nicht schwer zu erlernen.

Auch Phantasiereisen wirken entspannend

Man mag es auf Anhieb nicht glauben, aber es ist wahr: Oft kann es auch schon Wunder wirken, wenn man seine Phantasie ein wenig auf die Reise schickt.

Es ist medizinisch erwiesen, daß positive bildhafte Vorstellungen entspannend und streßlösend wirken, uns heiterer und optimistischer ins Leben blicken lassen, ja sogar unser Immunsystem stärken können – ebenso wie Streß und eine negative Lebenseinstellung uns krank machen können. Viel zu oft lassen wir uns im Streß unseres täglichen Lebens von negativen Vorstellungen – Ängsten, ohnmächtigem Zorn, pessimistischen Erwartungen – leiten. Das ist kein Wunder, denn in unserer hektischen, von Erfolgszwang geprägten Zeit steht man ständig unter Termin- und Leistungsdruck. Nur zu leicht befällt einen da die Angst: „Ich schaffe das alles nicht mehr."

Phantasiereisen wirken nicht nur entspannend, sondern verhelfen Ihnen auch zu einer positiveren Lebenseinstellung.

Deshalb muß man durch gezielte positive Autosuggestionen ein Gegengewicht gegen diese negativen Gedanken und Gefühle schaffen.

Malen Sie sich irgendeine Situation aus, die Sie als angenehm empfinden – eine wunderschöne Reise, einen Abend mit einem geliebten Menschen an einem palmengesäumten Strand, die Erfüllung eines Wunsches, den Sie schon seit langer Zeit mit sich herumtragen. Bringen Sie Ihren Körper – entweder durch die Übungen des autogenen Trainings oder der progressiven Muskelentspannung, oder indem sie sich ganz einfach locker auf den Boden legen und völlig abzuschalten versuchen – in einen Zustand tiefer, wohliger Entspannung. Dann stellen Sie sich einfach die Situation Ihrer Phantasiereise bildhaft und in allen Details vor, als befänden Sie sich tatsächlich an diesem Ort.

Sie werden sich noch besser in Ihre Phantasiereise hineinversetzen können, wenn Sie sie aufschreiben und sich den Text auf Kassette aufsprechen (oder aufsprechen lassen).

Entspannung mit Musik

Wem es hilft, der kann seine Phantasiereise auch mit CDs oder Musikkassetten – Entspannungs- oder Meditationsmusik, Meeresrauschen etc. – untermalen. Im Buch- und Tonträgerhandel finden Sie ein reiches Angebot an Musikproduktionen, die Ihre Entspannungsbemühungen nachdrücklich unterstützen können.

Natürlich können Sie die Geschichte Ihrer persönlichen, individuellen Phantasiereise auch aufschreiben und anschließend auf Kassette aufsprechen (oder von einem Ihnen nahestehenden Menschen, der eine angenehme, beruhigende Stimme hat, aufsprechen lassen). Das wird Ihnen helfen, sich Ihre Phantasie-Situation noch lebendiger und bildhafter vorzustellen.

Entspannungsverfahren wie das autogene Training und die Phantasiereisen eignen sich auch gut als Einschlafhilfe: Sie wirken entkrampfend und beruhigend und lassen einen den Alltagsstreß oder das Problem, mit dem man sich gerade herumschlägt, vergessen, so daß man langsam in einen ruhigen, entspannten Zustand hinüberdämmert, in dem das Einschlafen kein Problem mehr ist.

Wie kann man körperlichen Streß abbauen?

Ständige Belastungen verlangen auch vom Körper Pausen zur Erholung und Entspannung, sonst steigt der Blutdruck auf Dauer zu hoch. Gerade für Hypertoniker sind guter Schlaf, Urlaub, ein richtig organisierter Tagesablauf und ein leistungsfähiges Immunsystem wichtig. Bei jeder Anstrengung verbrennt der Organismus in den Muskeln Energie. Dazu braucht er Sauerstoff, also beschleunigt sich die Atmung. Das Blut soll bei Anstrengungen vermehrt und beschleunigt Sauerstoff und Nährstoffe transportieren, und das Herz pumpt sie häufig mit Mehrarbeit durch den Körper. Dafür muß es einen Ausgleich geben.

Was kann man für einen guten Schlaf tun?

Ein erholsamer Schlaf ist die beste Voraussetzung für ein gesundes Leben, besonders für Hypertoniker.

Rund 25 Millionen Bundesbürger leiden unter Schlafstörungen. Um gut zu schlafen, sollte man dem Körper erlauben, zur Schlafenszeit entspannt zu sein. Schwere Mahlzeiten am Abend, starker Alkoholgenuß oder Aufregungen wirken sich da nur störend aus. Immer mehr Menschen arbeiten notgedrungen in Schichten, die den Tag zur Nacht und die Nacht zum Tag machen und dadurch die „innere Uhr" verstellen. Oft melden sich die Folgen erst nach Jahren. Bewährte Hilfen sind:

- Möglichst kein häufiger Schichtwechsel, damit sich die innere Uhr bei Schichtarbeit umstellen kann.
- Ein ruhiges, kühles, gut belüftetes und gemütliches Schlafzimmer mit einem guten Bett, in dem man sich wohl fühlt.
- Möglichst wenig Licht im Schlafzimmer. Im Sommer und wenn man nachts arbeitet und tagsüber schläft, sollte der Raum abgedunkelt sein.
- Ein festes „Einschlafritual": Vor dem Schlafengehen die Pflanzen gießen, den Hund ausführen, ein spannendes Buch lesen – oder ein besonders langweiliges.

- Möglichst oft tagsüber frische Luft, Sonnenlicht und Bewegung „tanken", aber abends keinen Sport mehr ausüben.
- Das Bett ist zum Schlafen da. Wer im Bett fernsieht, telefoniert oder arbeitet, gewöhnt seinem Körper ab, sich im Bett aufs Schlafen einzustellen.
- Nicht liegenbleiben, wenn man nicht einschlafen kann! Besser man steht auf, trinkt ein Glas kalte Milch, Bier oder Wein und liest, bis man müde ist.
- Hilft alles nichts, nehmen Sie ein mildes pflanzliches Schlafmittel.

Hektik oder extreme Anstrengungen sollte man auch im Urlaub vermeiden.

Was sollte man bei der Urlaubsplanung beachten?

Meiden sollte man Hochgebirge und Reisestreß, zum Beispiel durch Staufahrten auf der Autobahn, Flüge bei Flugangst oder Seefahrten, wenn man anfällig für Seekrankheit ist. Am besten fährt man mit der Bahn und verzichtet auf hektische Großstädte oder anstrengende Abenteuerurlaube, die man nur überlebt, anstatt sich dabei zu erholen. Nach Möglichkeit sollte man einmal im Jahr drei Wochen Urlaub am Stück machen: Die erste Woche braucht man zur Anpassung, die zweite zum Abschalten und die dritte zur Erholung.

Was bringt es, das Immunsystem zu stärken?

Das körpereigene Abwehrsystem gegen Krankheitserreger und Entzündungen bestimmt ganz wesentlich die Fähigkeit des Körpers, sich an Hitze und Kälte oder andere Veränderungen der äußeren Lebensbedingungen anzupassen. Daß Infektionen beispielsweise den Bluthochdruck verstärken, wurde schon erwähnt. Wir kommen aber auch mit dem Klima, mit dem Wechsel von Sommer und Winter oder mit scheußlichem Regenwetter besser zurecht, wenn es uns einfach nichts ausmacht.

Das Immunsystem schützt vor Infektionen und beeinflußt Streßfaktoren. Beides hat Auswirkungen auf den Blutdruck.

Wie sieht die richtige Ernährung aus?

Hypertoniker dürfen im Prinzip alles essen, was ihnen schmeckt – nur nicht zuviel und möglichst erheblich weniger Salz.

Grundsätzlich dürfen Hypertoniker alles essen. Diät heißt in diesem Sinne, daß man eine Kost zu sich nehmen soll, die auf eine bestimmte Krankheit und ihre Behandlung abgestimmt ist. Bei Bluthochdruck heißt das nur, daß man sich kalorienbewußt und kochsalzarm ernährt. Diese beiden Diätprinzipien schließen ein, daß man den Anteil gesättigter Fettsäuren im Essen senkt und dafür den Anteil mehrfach gesättigter Fettsäuren hebt.

Zu achten ist auch darauf, daß man genug Kalium aufnimmt, wenn man die Zufuhr von Kochsalz (Natriumchlorid) drosselt. Man muß nicht peinlich genau darauf achten, daß man jeden Tag mit einer bestimmten Kalorienbilanz abschließt; es genügt, wenn die Summe am Ende der Woche stimmt.

Warum müssen nicht nur Übergewichtige auf Fett achten?

Übergewicht ist zwar ein erheblicher Risikofaktor für Bluthochdruck, aber erhöhte Blutfettwerte, aus denen sich Verkalkung (Arteriosklerose) entwickelt, haben oft auch schlanke Leute. Für das Gewicht wirkt sich am Ende fast jedes Fett gleich aus. Für die Blutfettwerte gilt das jedoch nicht.

Was ist gutes und was schlechtes Fett?

Erhöhte Blutfettwerte sind nicht unbedingt eine Frage des Körpergewichts, sondern vielmehr der Art von Fett, das man zu sich nimmt.

Von der Einsicht her wäre es bestimmt nicht schwer, sich auf die richtigen Fette umzustellen. Wir wissen, was zu tun ist, aber irgendwie werden wir die Vorstellung nicht los, daß zum Beispiel nur echte Butter schmeckt. Daran ist zum Teil unsere Erziehung, zum Teil die Werbung und zum Teil jahrelange Gewohnheit schuld. So sind massive Vorurteile entstanden. Es lohnt sich aber, damit zu brechen.

Die schädlichen gesättigten Fettsäuren sind hauptsächlich in tierischen Nahrungsmitteln wie Butter und Schmalz, Käse, Wurst und fettem Fleisch enthalten.

Ungesättigte Fettsäuren sind gesünder. Sie kommen in Nüssen, Margarine, Keimölen und Olivenöl vor. Am besten sind mehrfach ungesättigte Fettsäuren, die zum Beispiel in kalt gepreßtem Olivenöl oder Fischöl aus Kaltwasserfischen vorkommen.

Die meisten Lebensmittel enthalten bereits kleine natürliche Mengen Salz. Man braucht daher eigentlich keinen Salzstreuer.

Warum ist Salz so gefährlich?

Salz erhöht den Blutdruck in erster Linie, weil es viel Wasser bindet und damit die Menge der Flüssigkeit in den Blutgefäßen erhöht. Wir benötigen nur 1–3 g Salz am Tag (es sei denn, man schwitzt sehr viel oder hat starken Durchfall), nehmen aber meistens 10–15 g zu uns. Warum tun wir das überhaupt?

Zum einen kommt Salz in vielen Lebensmitteln, die haltbar sein sollen, vor (Es ist übrigens das älteste Konservierungsmittel, das die Menschen kennen). Wer denkt schon ständig daran, wieviel Salz in den Konserven und Fertiggerichten steckt, die wir täglich aufmachen und zubereiten, um Zeit zu sparen? Und zum zweiten haben wir uns einfach daran gewöhnt und glauben inzwischen, daß ein Essen ohne Salz nicht schmeckt.

Was ist wichtiger, Natriumwerte oder Kochsalz-Werte?

Ein Gramm Kochsalz (Natriumchlorid = NaCl) enthält 600 Milligramm Chlorid und 400 Milligramm Natrium. Bis zur Entwicklung der wassertreibenden Tabletten (Diuretika oder Saluretika) um die Mitte des 20. Jahrhunderts kannte man daher bei Bluthochdruck nur eine salzarme Diät als Gegenmittel. Dann waren sich die Fachleute eine Zeitlang darüber einig, daß das Natrium der Bösewicht war. Heute weiß man aber, daß es gerade

1 g Kochsalz (Natriumchlorid = NaCl) enthält 6 Teile Chlorid und 4 Teile Natrium. Gefährlich als „Wasserbinder" ist vor allem das Natrium.

Schon durch die Art der Zubereitung kann man Fette und Salz einsparen. Industriell hergestellte Lebensmittel enthalten viel Salz.

in der Kombination mit Chlorid, wie sie im Kochsalz vorliegt, diese Wirkung hat. Daher greift man häufig wieder auf eine kochsalzarme und nicht nur eine natriumarme Diät zurück, um den Bluthochdruck zu bekämpfen. Diuretika können in vielen Fällen helfen, sind aber kein Wundermittel und rechtfertigen noch lange keinen sorglosen Umgang mit Kochsalz.

Wo gibt es versteckte Gefahren?

Man sieht es oft nicht auf den ersten Blick oder vergißt, daß auch mageres Fleisch, Wurst und Milchprodukte Fett enthalten. Aus dem gleichen Grund ist es auch ratsam, zu kochen und nicht zu braten – und wenn man zum Beispiel auf ein saftiges Steak nicht verzichten möchte, eine beschichtete Bratpfanne zu verwenden, für die man kein Bratfett benötigt.

Noch mehr muß man auf verstecktes Salz achten. Hilfreich ist einfach, kaum Salz in der Küche und kein Salz auf dem Tisch zu haben. Salz ist sogar in den meisten Brotsorten, in Müslis und Cornflakes, vor allem aber in Pökelfleisch, Fisch- und Fleischkonserven, eingemachten Gemüsen (Gurken!) und den meisten fertigen Gewürzmischungen enthalten.

Sogar ein harmloses Mineralwasser kann über 80 mg Natrium pro Liter enthalten. Das ist nur für Leistungssportler vertretbar. Achten Sie daher auf das Etikett: Die Natriummenge muß auf jeder Flasche Mineralwasser angegeben sein.

Das Würzen mit Kräutern schafft mehr Abwechslung als Salz. Das Umsteigen sollte daher nicht schwerfallen.

Wie würze und trinke ich salzarm?

Hypertoniker sollten auf Räucherfleisch und Räucherfisch verzichten, denn Räuchern kann man nicht ohne Salz. Es gibt aber fast alle Fleisch- und Fischsorten auch ungeräuchert und ungepökelt. Salzarm sind auch frisches Gemüse, Salate und beinahe jedes Obst.

Salzarme Getränke sind Tee, Kaffee, Obstsaft und ungesalzene Gemüsesäfte. Solange man davon nicht zuviel trinkt, sind auch Buttermilch, Molke, Vollmilch und manche alkoholischen Getränke für Hypertoniker geeignet. Zu süße Getränke oder normales Bier sind dagegen Kalorienbomben, ebenso Schnäpse und Liköre, die zudem noch eine Menge Alkohol enthalten.

Die Alternative zum Salz als Gewürz sind alle anderen Gewürze: Pfeffer, Knoblauch, Ingwer, Dill, Schnittlauch, Petersilie und tausend andere Kräuter sind gewachsen, um den menschlichen Gaumen zu erfreuen.

Warum bedeutet eine gesunde Ernährung Vollwertkost?

Man kann nicht ohne weiteres größere Eingriffe bei der Ernährung vornehmen, ohne das empfindliche Gleichgewicht des Stoffwechsels zu stören. Deshalb gibt es eigentlich keine einzige Diät, die für sich genommen das Problem lösen könnte. Der Körper braucht sogar Salz, aber er braucht bei Hochdruck weniger davon.

Wir brauchen Mineralien und andere Spurenelemente für zahlreiche chemische Abläufe, zum Beispiel für die Verdauung, die Arbeit des Gehirns und das Immunsystem als körpereigenen Schutz gegen Infektionen. Unser Körper braucht Vitamine, die in Samen, Kräutern und Nüssen enthalten sind. Er braucht die Energie aus Fetten und Ölen, die auch den Schlüssel für die Verwertung der Vitamine bergen. Er braucht Aufbaustoffe, die ihm nur Fleisch, Fisch, Eier und Milchprodukte mit ihren hochwertigen Eiweißen geben können. Und er braucht den Kraftstoff der Kohlenhydrate, die zusammen mit den notwendigen Ballaststoffen in Getreideprodukten und Gemüse stecken. Vollwertkost aber bedeutet nichts anderes als eine Ernährung, die all diese Elemente in einer ausgewogenen Mischung bietet.

Welche Diät ist die richtige zum Abnehmen?

Jede einseitige Diät und jede Spezialdiät ist für das Abnehmen bei Bluthochdruck schädlich. Wissenschaftler warnen zunehmend auch vor ehemaligen Knüllern wie Reisdiät, Eierkur, Kartoffeldiät, Trennkost, Hollywood-Diät und vielen anderen mehr. Der Grund dafür ist einfach: Fast immer werden die Grundregeln der ausgewogenen Ernährung verletzt. Der Körper braucht gewisse Mengen der unterschiedlichsten Nähr- und Vitalstoffe, und wenn man ihm diese entzieht oder verweigert, treten Störungen auf.

Das Ziel: Wo will ich hin?

Erstrebenswertes Ziel ist das Erreichen des Normalgewichts, das sich nach der Formel berechnen läßt: Größe in Zentimetern minus 100, bei Frauen zehn Prozent weniger. Der Unterschied erklärt sich daraus, daß Frauen einen niedrigeren körperlichen Grundumsatz haben als Männer. Männer sind in der Regel muskulöser, und Muskeln sind besonders stoffwechselaktiv. Entsprechende Unterschiede gibt es beim täglichen Kalorienbedarf.

Auch das Alter spielt beim Kalorienbedarf eine Rolle. Bei älteren Menschen liegt der Grundumsatz um bis zu 20 Prozent niedriger als bei jungen, weil sich der Stoffwechsel verlangsamt: Der Körper braucht weniger Energie zur Grundversorgung. Wer also im Alter genausoviel ißt wie früher, nimmt automatisch zu.

Ziel des Abnehmens ist, das Normalgewicht zu erreichen: Größe in Zentimetern minus 100, bei Frauen 10 % weniger. Ein 180 cm großer Mann sollte also 80 kg wiegen, eine 165 cm große Frau 58,5 kg.

Die Mittel: Wie hoch ist mein Kalorienbedarf?

Wieviel Energie man braucht, ist nicht nur von Alter, Geschlecht und Körpergröße abhängig, sondern auch davon, welchen Beruf man ausübt, welchen Sport man betreibt und wie der persönliche Stoffwechsel aussieht. Im Einzelfall muß der Kalorienbedarf daher mit dem Arzt ermittelt werden. Als Richtwerte gelten:

Solange man in der richtigen Mischung ißt, kann man zum Abspecken die Kalorien auf 1200 am Tag reduzieren, ohne sich zu schaden.

• Männer bei geringer körperlicher Arbeit	2600 kcal/Tag
• Männer bei mittelschwerer Arbeit/Aktivität	3200 kcal/Tag
• Männer bei Schwerarbeit	3800 kcal/Tag
• Männer bei Schwerstarbeit	4200 kcal/Tag
• Frauen bei geringer körperlicher Arbeit	2200 kcal/Tag
• Frauen bei mittelschwerer Arbeit/Aktivität	2800 kcal/Tag
• Frauen bei Schwerarbeit	3400 kcal/Tag
• Frauen bei Schwerstarbeit	3800 kcal/Tag

Wo kann man am besten sparen?

Bis das Normalgewicht erreicht ist, empfiehlt sich eine Begrenzung der täglichen Kalorienzufuhr auf 1200. Dann verbraucht der Körper langsam seine Reserven. Mineralstoffe, Vitamine und andere Spurenelemente dürfen bei einer Diät auf keinen Fall vernachlässigt werden. Außerdem sollte man darauf achten, immer genug zu trinken, damit die Nieren genug zu tun haben. Nur mit Wasser kann man schädliche Schlackenstoffe aus dem Körper schwemmen.

Sparen kann man auch gut bei den Kohlenhydraten, die in Kartoffeln, Brot, Kuchen und Plätzchen enthalten sind. Sie sollten nicht mehr als höchstens 50 Prozent der täglichen Nahrung ausmachen.

Zurückhaltung ist vor allem bei tierischen Fetten geboten. Sie enthalten neben überwiegend gesättigten Fettsäuren auch Cholesterin und erhöhen meistens die Blutfettwerte. Mit rein pflanzlichen Fetten und Ölen kann man sie dagegen sogar senken. Fachleute empfehlen, den Fettanteil im Essen auf höchstens 30 Prozent zu begrenzen. Eiweiße sollten niemals mehr als 30 Prozent der täglichen Kalorienmenge ausmachen.

Will man abnehmen, sollte man nicht nur weniger essen, sondern vor allem Kohlenhydrate, tierische Fette und Eiweiß meiden.

Man darf ruhig manchmal schlemmen, wenn man zum Ausgleich einen oder zwei Tage strenger fastet. Man nimmt so oder so fast immer schubweise ab und selten ganz regelmäßig.

Wie bewahrt man beim Fasten das Gleichgewicht?

Wenn es ein Fest gibt oder eine Einladung zu einem Arbeitsessen, braucht man nicht abseits zu stehen. Dafür muß man dann aber einen Tag davor und einen Tag danach einen Obsttag, einen Safttag oder einen Rohkosttag (ausschließlich Salat und rohes Gemüse) einschieben.

Seelisches Gleichgewicht ist beim Fasten wichtig. Dazu gehört die Erfolgskontrolle: Man sollte sich also jeden Tag morgens vor dem Frühstück (und vor dem Anziehen) wiegen. Geben Sie nicht auf, wenn Sie nicht jeden Tag einen gleichmäßigen Erfolg sehen. Das ist völlig normal: Beim Abnehmen verändert sich der Stoffwechsel, und das geschieht in unregelmäßigen Sprüngen. Auch Vergleiche mit Ihrer Umgebung bringen überhaupt nichts, denn bei jedem Menschen funktioniert das Abnehmen anders.

Warum soll man langsam essen?

Mitteilungen des Körpers über den Sättigungszustand des Magens brauchen einige Minuten Zeit. Etwa zwei Minuten nach dem Beginn einer Mahlzeit kommt die Meldung im Gehirn an, daß kein Grund mehr für Heißhunger besteht. Und erst nach ungefähr einer Viertelstunde registriert das Gehirn, daß man satt ist. Wer also sein Essen in sich hineinschlingt, bringt sich rein biologisch um die Chance, rechtzeitig aufzuhören.

Außerdem wird die Nahrung besser zerkleinert und für die Verdauung „aufgeschlossen", wenn man langsam ißt und gut kaut. Langsam zu essen macht also psychologisch und körperlich schneller satt. Ohne Hungergefühl aber fällt das Fasten viel leichter. Feste Essenszeiten unterstützen diese körperlich-psychische Wechselbeziehung; wer sich daran gewöhnt, hat kaum noch zur falschen Zeit Hunger.

Langsam zu essen macht schneller satt. Es dauert eine Weile, bis dem Gehirn klarwird: „Ich bin satt."

Warum soll man nicht schnell abnehmen?

In den letzten Jahren hat sich bei Fachleuten eine gute Faustregel eingebürgert: Man soll nicht schneller abnehmen, als man auch zunimmt, also höchstens 300 Gramm in der Woche, besser noch langsamer. Denn beim Abnehmen stellt sich der Stoffwechsel des Körpers, sein Hormon- und sein Wasserhaushalt um. Wer das zu schnell und gewaltsam zu erzwingen versucht, sorgt für ein Ungleichgewicht, das sich in Störungen äußert.

Zu schnelles Abnehmen, vor allem eine radikale Nulldiät, läßt den Körper auch lebenswichtige Vitamine und Spurenelemente verlieren und behindert die Anpassung an weniger Essen.

Zuerst verliert man viel Wasser. Auch wenn man die gleiche Menge trinkt wie vorher, fehlt doch das Wasser, das ja auch in fester Nahrung reichlich vorhanden ist. Wer zu streng fastet und zu schnell abnehmen will, gibt dem Körper nicht genug Zeit, sich diesem Wasserverlust anzupassen und auch die Fettreserven abzubauen. Um so schneller sind, kaum daß die Anstrengungen etwas nachlassen, die Pfunde auch wieder drauf.

Wie wirkt eine Reis- und Apfelkur?

Leider machen viele Leute immer wieder einseitige Roßkuren, sei es aus Eitelkeit, sei es, weil sie falschen Ratschlägen folgen. Als radikalste Alternative gilt bei vielen Ärzten eine kombinierte Reis- und Apfelkur, weil sie arm an Salz, Fett und Eiweiß ist, aber dennoch genug Energie und Vitamine zur Verfügung stellt.

Man darf dabei rund ein Kilo gekochte Äpfel, 300 Gramm gekochten Vollreis und bis zu 100 Gramm Zukker am Tag essen. Das sind etwa 2000 Kalorien, die man auf fünf Mahlzeiten verteilen sollte. Weil so viel Salz und Wasser ausgeschwemmt werden, entlastet diese Kur Herz und Nieren, und man muß nicht auf so viele Kalorien verzichten wie bei reduzierter Normalkost. Zwei Wochen lang kann man eine solche Kur auch ohne ärztliche Kontrolle machen. Alle anderen Kuren sollten unter ständiger Aufsicht stattfinden.

Diabetiker, Magenkranke oder Patienten, die zu Blähungen und Durchfall neigen, dürfen keine Obstkuren machen.

Schmackhafte Küchenkräuter aus Garten und Balkonkasten

Name	Paßt zu	Wächst
Basilikum	Fleisch, Soßen, Salat, Gemüse	im Garten oder im Balkonkasten
Bohnenkraut	Fleisch, Gemüse, Eintopf	im Garten oder im Balkonkasten
Borretsch	Soßen bei Fleisch und Salaten	im Garten
Dill	Salat und Gemüse, Quark, Soßen, Fisch und Eierspeisen	im Garten, im Balkonkasten oder im Blumentopf
Estragon	Fleisch, pikanten Soßen und Suppen	im Garten
Kerbel	Suppen, Fisch, Eierspeisen und Salaten	im Garten oder im Balkonkasten
Kresse (nur frisch)	Salaten, Quark, auch als Brotbelag und Dekoration	im Garten oder im Balkonkasten; Gartenkresse wächst auch auf feuchter Watte im Blumentopf
Liebstöckel (nur frische zarte Blätter)	Fleisch, Soßen, Salat und Gemüse	im Garten
Majoran	Fleisch, vor allem Hackfleisch, Suppen, Soßen und Gemüse	im Garten oder im Balkonkasten
Oregano	Fleisch, Suppen, Soßen und Gemüse	im Garten oder im Balkonkasten
Petersilie	Gemüse und besonders Kartoffeln	im Garten, im Balkonkasten oder im Blumentopf; gute Dekoration
Schnittlauch (nur frisch)	Fisch und Fleisch, Suppen, Soßen, Eierspeisen, Salaten, Gemüse und Quarkspeisen. Schön als Dekoration	im Garten, im Balkonkasten und im Blumentopf
Thymian	Fleisch, Fisch, Geflügel, Suppen und Soßen	im Garten
Zitronenmelisse (nur frisch)	Salaten und Süßspeisen	im Garten oder im Blumentopf

Salzlos und doch abwechslungsreich würzen

Name	Paßt zu	Form
Curry	Reis, Fisch und Soßen	Pulver
Edelhefe	allen Gerichten, aber nur zum Nachwürzen (nicht mitkochen)	Flocken
Ingwer	süßsauren Gerichten und scharfen Soßen	Knolle, frisch, in Sirup eingelegt, getrocknet oder gemahlen
Knoblauch	Fleisch, Fisch, Salaten, Soßen und Quarkspeisen	Zwiebeln, frisch oder getrocknet
Kümmel	Käse, Quark, Soßen, Kartoffeln, Fleisch, süßsauren Gerichten und Roten Beeten	Körner, auch gemahlen
Meerrettich	Fleisch, Fisch, Soßen und Quark	frisch geriebene Knolle, auch im Glas und in der Tube erhältlich
Muskat	Kartoffelbrei, Klößen, Suppen, Soßen, Eierspeisen und Gemüse	Nüsse, frisch gerieben. Schmeckt sehr intensiv
Nelken	Wild, Fisch, Marinaden und Rotkohl	ganz oder als Pulver. Schmecken sehr intensiv
Paprika (edelsüß)	Fleisch, Fisch, Gemüse, Salaten und Quarkspeisen	Schoten oder Pulver, in vielen Sorten und Geschmacksvarianten erhältlich
Pfeffer	Fleisch, Fisch, Gemüse, Salaten und Quark	Körner oder gemahlen (grob bzw. fein) in Schwarz, Weiß, Rot oder Grün
Vanille	Süßspeisen (Gebäck, Quark, Obst, Joghurt, Eis)	als Stangen und Vanillezucker erhältlich
Wacholderbeeren	Fisch, Sauerbraten, Beizen und Marinaden	getrocknete ganze Beeren
Zwiebeln	Fleisch, Fisch, Gemüse, Soßen und Quarkspeisen	frisch als Gemüse, getrocknet und pulverförmig

Quelle: „Salzarm kochen und genießen – Ratgeber für Bluthochdruck-Patienten", Beiersdorf-Lilly GmbH, Hamburg.

Salzarme Rezepte für jedermann

Eine Diät mit wenig Salz, Fett oder Kalorien muß nicht nach Diät schmecken. Man kann sehr wohl gesund kochen und dabei so, daß es der ganzen Familie schmeckt. Deshalb sind die Zutaten bei den folgenden Rezepten auch immer für vier Personen angegeben.

Natürlich können diese „Appetithappen" kein Ersatz für ein ganzes Hypertoniker-Kochbuch sein, von denen es inzwischen eine ganze Reihe auf dem Buchmarkt gibt. Aber vielleicht geben sie einen Anreiz, der Lust auf mehr macht.

Bunter Reiseintopf

Das Gemüse würzt man mit Pfeffer, etwas frisch gemahlenem Curry, Schnittlauch, Dill und Petersilie, das Hackfleisch mit Pfeffer, Paprika (edelsüß), Zwiebelpulver und Majoran.

Zutaten: 150 g Reis, 250 g grüne Bohnen, 250 g Tomaten, 250 g Hackfleisch (gemischt), je 1 Stück Sellerie, Paprikaschote, Porreestange, 1 EL Diätöl, $^1/_2$ l salzarme Fleischbrühe.

Zubereitung: Das Gemüse wird geputzt und zerkleinert, der Reis gewaschen und trockengerieben. Sellerie und Porree brät man zuerst in Öl an und gibt dann das Gemüse zu, die Tomaten zuletzt.

Anschließend den Reis, die Brühe und Gewürze zusammen kurz aufkochen und bei mittlerer Hitze 35 bis 45 Minuten garen. Den Topf verschlossen lassen und nicht umrühren!

In der Zwischenzeit formt man aus dem Hackfleisch mit den genannten Gewürzen und Kräutern kleine Bällchen und gibt sie nach 25 Minuten als oberste Schicht in den Topf.

Vor dem Anrichten mit frisch gemahlenem Pfeffer bestreuen. Wer übrigens einen Schnellkochtopf verwendet, muß selbstverständlich die kürzere Kochzeit beachten, die Hackfleischbällen separat braten und erst beim Servieren dazugeben.

Beefsteak mit Gurken-Tomaten-Gemüse

Zutaten: Für das Beefsteak 500 g Hackfleisch (Rind), 4 EL feine Haferflocken, 1 TL Hefeflocken, $\frac{1}{2}$ Tasse Buttermilch, 2 EL Diätöl zum Braten. Für das Gemüse 750 g frische Gurken, 250 g Tomaten, $\frac{1}{2}$ Tasse salzarme Brühe, 3 EL Diätöl zum Braten.

Zubereitung: Die Gurken schälen, halbieren und die Kerne mit einem Löffel entfernen, bevor man sie in etwa 4 cm dicke Stücke schneidet. Öl erhitzen, Gurkenstücke und Tomatenmark darin anbraten, mit Brühe auffüllen.

Alle Zutaten für das Beefsteak außer der Edelhefe, auch die Kräuter und Gewürze, gründlich vermengen und flache Klopse daraus formen.

Von beiden Seiten in Öl anbraten und langsam durchbraten. Erst vor dem Servieren mit Hefeflocken und Petersilie bestreuen.

Währenddessen schmort das Gemüse 10 Minuten. Die Tomaten überbrühen, abziehen, halbieren, zu den Gurken geben und weitere 10 Minuten schmoren. Feingehackten Dill daruntermischen und vor dem Servieren mit gehackter Petersilie und Edelhefe bestreuen.

Das Beefsteak mit Pfeffer, Paprika, Oregano, Zwiebeln, Schnittlauch und 1 EL Edelhefe würzen, das Gemüse mit 3 EL Tomatenmark, Dill, Petersilie und 1 EL Edelhefe abschmecken.

Kümmelkartoffeln in Alufolie

Zutaten: 4 mittelgroße Kartoffeln, 2 EL Diätmargarine und etwas kaltgepreßtes Pflanzenöl.

Zubereitung: Die Kartoffeln gut waschen, abbürsten und in die leicht geölte Folie legen, mit Kümmel und Zwiebelpulver bestreuen und ein Flöckchen Diätmargarine daraufsetzen. Die Folie fest verschließen, aber nicht andrücken. Im vorgeheizten Backofen etwa 40 Minuten garen, je nach Größe der Kartoffeln.

Vor dem Servieren die Folie öffnen und Petersilie über die Kartoffeln streuen. Dazu passen sehr gut Quarkspeisen, Joghurtsoße oder saure Sahne mit pikanten Kräutern.

Zum Würzen der Kümmelkartoffeln braucht man 2 TL Kümmel, 1 EL Zwiebelpulver und gehackte Petersilie.

Pichelsteiner Eintopf, vegetarisch und nicht-vegetarisch

Den Pichelsteiner Eintopf würzt man mit Zwiebelpulver, Edelhefeflocken, Liebstöckel, Thymian und Petersilie.

Zutaten: 500 g Kartoffeln, 300 g Möhren, 200 g Sellerie, 1 Stange Porree (Lauch), 1 Wirsingkopf, 1 kleiner Blumenkohl, 100 g Pfifferlinge, $^1/_2$ l salzarme Fleischbrühe und 1 EL Diätmargarine.

Zubereitung: Die Kartoffeln schälen und das Gemüse säubern, alles in kleine Streifen schneiden. Kartoffeln und Gemüse abwechselnd mit den Kräutern in einen Topf schichten, die Brühe darübergießen und mit Margarineflocken belegen.

Im geschlossenen Topf wird das Ganze bei mittlerer Hitze 25 bis 30 Minuten gegart. Vor dem Anrichten sollte man noch Hefeflocken und gehackte Petersilie über den Eintopf streuen.

Wer einen Schnellkochtopf benutzt, muß auf die kürzere Kochzeit achten!

Wenn man den Pichelsteiner nicht vegetarisch zubereiten will, kommen 500 g Rindfleisch hinzu, die in 2 cm große Würfel geschnitten und 20 Minuten in $^1/_2$ l Wasser vorgekocht werden, bevor man die anderen Zutaten in den Topf gibt. Dann braucht man natürlich keine zusätzliche Fleischbrühe.

Rosenkohl mit Mandelblättchen

Rosenkohl mit $^1/_2$ TL Zucker, 1 TL Edelhefe und 50 g Mandelblättchen würzen und abschmecken.

Zutaten: 500 g Rosenkohl, $^1/_4$ l salzarme Brühe, 1 TL Diätöl.

Zubereitung: Rosenkohl sparsam putzen und gründlich waschen. Vorsichtig in einem geschlossenen Topf in der Brühe garen und ab und zu durchschütteln.

In einem zweiten Topf den Zucker leicht anrösten, das Öl und die Mandelblättchen dazugeben und bräunen. Den Rosenkohl abgießen und im Topf mit den Mandelblättchen schwenken, mit Edelhefe bestreuen und sofort servieren.

Berliner Leber, Kartoffelbrei und Lauchsalat

Zutaten: 4 Scheiben Rindsleber, 2 EL Diätöl, 2 saure Äpfel, 1 Zwiebel, 2 EL Mehl, 2 Tassen Milch oder Buttermilch. 500 g Kartoffeln, 1 l salzarme Brühe, ½ Tasse Milch, 1 Prise Salz. 4 Lauchstangen (Porree), je 1 Becher Magerjoghurt und saure Sahne, 2 EL Kräuteressig, 1 TL Tomatenmark, 2 Tassen salzarme Brühe, Paprika, ½ TL Zucker und etwas Kerbel oder Kresse.

Zubereitung: Die Leber einige Stunden in Milch oder Buttermilch legen. Äpfel schälen und in Scheiben schneiden. Zwiebel schälen und kleinhacken. Die Kartoffeln schälen, in Brühe garen und den Großteil der Brühe abgießen.

Die Leber mit Zwiebelpulver würzen, in der Pfanne von beiden Seiten anbraten und mit den Apfelscheiben und Zwiebelringen langsam und bei geschlossenem Deckel dünsten.

Währenddessen aus Joghurt, saurer Sahne und Essig die Salatsoße anrühren und nach Geschmack würzen. Den Lauch putzen, gründlich waschen und in 2 cm breite Röllchen schneiden, die kurz in der Brühe aufgekocht und kalt abgeschreckt werden. Die Kartoffeln pressen oder stampfen und mit heißer Milch und Brühe auffüllen, bis die richtige Festigkeit erreicht ist. Mit dem Schneebesen schaumig schlagen und mit Gewürzen abschmecken.

Zum Servieren die Leber mit Hefeflocken, Pfeffer und Petersilie, den Kartoffelbrei mit Kräutern und Röstzwiebeln bestreuen, den Lauch noch warm in die Soße geben und mit etwas Paprika, Kresse oder gehacktem Kerbel anrichten.

Gewürze:
Für die Leber 1 TL Zwiebelpulver, 1 TL Hefeflocken, Pfeffer und etwas Curry. Für den Kartoffelbrei je 1 EL Edelhefe und Sojamehl, gehackte Petersilie, 2 EL Röstzwiebeln.

Kalbsbraten in Bratfolie

Zutaten: 800 g Kalbsfleisch, 1 Packung Suppengemüse (tiefgefroren), 1 EL Stärkemehl, ¼ Becher Joghurt.

Den Kalbsbraten würzt man mit frisch gemahlenem Pfeffer, Paprika, Basilikum, Estragon, Zwiebelpulver und flüssigem Kümmelgewürz.

Zubereitung: Das Kalbfleisch waschen, trocknen und mit den verschiedenen Kräutern und Gewürzen einreiben. In einer Bratfolie eingepackt im Backofen garen.

Für die Soße den ausgetretenen Fleischsaft vorsichtig in einen Topf abgießen. Stärkemehl und Joghurt miteinander verrühren, um damit die Soße zu binden. Dann das Suppengemüse fein zerdrückt dazugeben. Abschließend alles mit Zwiebelpulver, Pfeffer, Paprika und flüssigem Kümmelgewürz nach Belieben abschmecken.

Dieses Gericht kann auch im Schnellkochtopf zubereitet werden.

Rindfleisch mit Meerrettich

Gewürze: Für das Fleisch Zwiebelpulver, Hefeflocken und frische Kresse. Für die Meerrettichsoße 3 EL Meerrettich, 3 EL saure Sahne und 3 EL süße Sahne.

Zutaten: 4 Stück Beinscheiben vom Rind, je 1 Stück Porree, Sellerie und Möhre, 10 schwarze Pfefferkörner, 1 Lorbeerblatt, 1 l salzarme Brühe und etwas Petersilie.

Zubereitung: Brühe mit Suppengemüse, Gewürzen und Petersilie zum Kochen bringen. Das Fleisch in die Brühe hineingeben und auf kleiner Flamme garen.

Inzwischen aus den angegebenen Zutaten eine Meerrettichsoße zubereiten.

Das Fleisch nach der Garprobe aus der Brühe nehmen und auf einem Teller anrichten. Mit Zwiebelpulver, Hefeflocken und frischer Kresse bestreuen. Dazu die Meerrettichsoße reichen.

Sauerbraten mit Majoranklößchen

Gewürze: Für den Braten Pfeffer, Paprika, Zwiebelpulver und Thymian. Für die Klößchen 1 TL Majoran, 2 TL Röstzwiebeln, 1 Prise Muskat und Zwiebelpulver.

Zutaten: Für die Beize $\frac{1}{2}$ l Wasser, $\frac{1}{4}$ l Rotwein, $\frac{1}{8}$ l Kräuteressig, 4 Wacholderbeeren, 1 Lorbeerblatt, 1 EL Zucker und 2 Zitronenschalen. Zum Braten 1 kg mageres Rindfleisch, 2 EL Diätmargarine, 1 EL Stärkemehl, $\frac{1}{4}$ Becher Joghurt.

Für die Klöße 700 g Kartoffeln, 5 EL Kartoffelmehl, $\frac{1}{2}$ l Milch, 1 Brötchen, Backpflaumen, 2 l salzarme Brühe, 1 EL Diätöl.

Zubereitung: Das Fleisch 3–4 Tage gekühlt in die Beize legen. Am Vortag Kartoffeln mit Schale kochen. 100 Minuten vor dem Essen das Fleisch anbraten, mit Beize angießen und schmoren lassen (ab und zu Wasser nachgießen).

Inzwischen Kartoffeln pellen und in eine Schüssel reiben. 4 EL Kartoffelmehl, heiße Milch, Majoran, Röstzwiebeln und Muskat dazugeben. Das Brötchen würfeln und in Öl rösten. Aus dem Teig Klöße formen und abwechselnd mit Brötchenwürfeln oder Backpflaumen füllen. Im Kartoffelmehl mit etwas Zwiebelpulver wenden. Klöße in die kochende Brühe legen und nach dem Aufkochen noch rund 10 Minuten im offenen Topf ziehen lassen.

Das Fleisch warm stellen, die Soße mit Stärkemehl und Joghurt binden und abschmecken. Das Fleisch zum Servieren mit Hefeflocken bestreuen.

Forelle blau

Zutaten: 4 frische oder auch gefrorene Forellen, $^1/_4$ l heißer Weinessig, 2 l Wasser.

Gewürze:
2 EL Fisch-Trockengewürz, 1 Prise Salz, 1 Prise Zucker, $^1/_2$ Zwiebel, 1 Lorbeerblatt, 1 Nelke, Petersilie und Zitronensaft.

Zubereitung: Forellen ausnehmen beziehungsweise auftauen, waschen und trocknen. Mit dem heißen Essig übergießen und 15 Minuten in Zugluft „blauen" – hierfür benötigen Sie kein Salz!

Das Wasser mit den Gewürzen, Zucker, Petersilienstengeln und der Zwiebel, auf der das Lorbeerblatt mit der Nelke festgesteckt wird, aufkochen. Anschließend die Forellen zusammen mit dem Essig vorsichtig in einen Topf hineinlegen und ziehen lassen, bis sich die Rükkenflosse leicht hochziehen läßt.

Forellen mit einem Schaumlöffel aus der Flüssigkeit nehmen und auf einen vorgewärmten Teller geben, mit Zitronensaft beträufeln und mit Zitronenscheiben und Petersiliensträußchen garnieren.

Gewürze:
Zum Fisch 3 EL Tomatenmark, Paprika, Zwiebelpulver, Liebstöckel oder Thymian, 1 Knoblauchzehe, 1 EL Edelhefe, Petersilie. Zum Reis Kräuter der Provence und Pfeffer.

Gefüllter Fisch und Reis mit Kräutern

Zutaten: 800 g Filet vom Seelachs oder Kabeljau, 2 EL Diätmargarine, 1 l salzarme Brühe, Zitronensaft, 1 Gewürzgurke, 1 Zwiebel. 125 g Reis (1 Kochbeutel), 200 g Champignons, 100 g Mischpilze.

Zubereitung: Die Fischfilets waschen, Taschen einschneiden und mit Zitrone beträufeln sowie mit Tomatenmark und Paprika einreiben. Gurke (keine Salzgurke!) und Zwiebel in Würfel schneiden und in die Taschen füllen, die mit Zahnstochern zugesteckt werden.

Den Reis in 3/4 l Brühe garkochen, die Pilze mit einer gehackten Zwiebel dünsten und mit Pfeffer und Zwiebelpulver würzen. Für den Fisch eine feuerfeste Form mit Knoblauch ausreiben und einfetten. Den Fisch hineinschichten, mit Tomatenmark und Zwiebelpulver bestreuen, Margarineflöckchen aufsetzen, den Rest der Brühe (1/4 l) dazugeben und im vorgeheizten Ofen etwa 25 Minuten garen lassen.

Die Kräuter der Provence, die es getrocket als fertige Mischung zu kaufen gibt, sowie die Pilze unter den Reis mischen und noch etwas frischen Pfeffer darübermahlen. Den Fisch vor dem Servieren mit Edelhefe und frischer Petersilie bestreuen.

Bananen-Joghurt mit 1/2 Päckchen Vanillezucker und Zucker oder Süßstoff nachsüßen.

Bananen-Joghurt mit Schokolade

Zutaten: 4 Becher Magerjoghurt, 1 reife Banane, 1/4 Päckchen Vanillezucker, Zitronensaft, etwas Zucker oder Süßstoff, 1/2 Tafel halbbittere Schokolade und Suppenmakronen.

Zubereitung: Joghurt mit Vanillezucker und Zitronensaft cremig rühren. Nach Geschmack mit Zucker oder besser mit Süßstoff nachsüßen.

Die Banane in kleine Scheiben schneiden und in Glasschälchen aufteilen. Mit Zitronensaft beträufeln. Die Joghurt-Creme darübergießen und dann mit geraspelter

Schokolade bestreuen. Abschließend mit Suppenmakronen garnieren.

Aprikosenquark

Zutaten: 250 g Magerquark, 150 g Aprikosen aus der Dose, $1/2$ Päckchen Vanillezucker, Schale einer ungespritzten Zitrone, Zitronensaft, Zucker oder Süßstoff und Suppenmakronen.

Zubereitung: Quark mit dem Aprikosensaft sahnig rühren und mit den Zutaten süßen und abschmecken. Zum Servieren Glasschälchen mit Aprikosen auslegen, Quark darübergeben und mit Aprikosenscheiben und Makronen verzieren.

Zum Süßen $1/2$ Päckchen Vanillezucker, Zucker oder Süßstoff verwenden.

Diese Rezepte stammen aus der Broschüre „Salzarm kochen und genießen – Ratgeber für Bluthochdruck-Patienten", Beiersdorf-Lilly GmbH, Hamburg.

Wie kann ich mir das Rauchen abgewöhnen?

Daß Rauchen gefährlich ist, weiß inzwischen jeder. Problematisch ist es, daß es sich dabei um eine Sucht handelt, die ein Aufhören von heute auf morgen schwermacht. In schlimmen Fällen kann man sich ohne Hilfe nicht davon lösen; die verbreitete Meinung, „das ist alles nur Willensschwäche", ist natürlich nicht ganz richtig. Ohne den festen Willen zum Aufhören geht aber wirklich nichts.

Wenn man schon aufhört, warum dann nicht ganz?

„Halbe Sachen" bedeuten bei der Raucherentwöhnung immer die Gefahr eines Rückfalls in unkontrollierten Zigarettenkonsum.

Natürlich ist es besser, wenn man weniger raucht. Aber die Sucht verschwindet nicht, und man schwebt ständig in Gefahr, daß bei Streß oder aus Gewohnheit der Zigarettenkonsum außer Kontrolle gerät. Der wichtigste Ratschlag ist daher: Machen Sie einen klaren Schnitt! Dazu eignen sich am besten streßarme Zeiten, eine Kur zum Beispiel oder auch ein Urlaub, ein Krankenhausaufenthalt oder eine bedeutende Veränderung der Lebensumstände können hier positive Impulse geben und das Problem des Rauchens lösen.

Übrigens: Wer in der Lage ist, aus Rücksicht gegenüber einem Kollegen, der Asthma hat, am Arbeitsplatz nicht zu rauchen, kann bestimmt noch den letzten Schritt tun und auf das Rauchen nach dem Frühstück, in der Mittagspause oder in einer geselligen Runde verzichten.

Ist die Angst vor dem Zunehmen berechtigt?

Wer die richtigen „Ersatzbefriedigungen" wählt, kann nicht dick werden, nur weil er mit dem Rauchen aufhört.

Vor allem Frauen fürchten, daß sie gleich zunehmen, wenn sie mit dem Rauchen aufhören. Rauchen und Essen haben mit dem Mund zu tun, mit Belohnung und Befriedigung. Wer für jede nicht gerauchte Zigarette ein Bonbon lutscht, kann in der Tat dicker werden, aber die richtige Taktik verhindert das.

Man sollte „orale Surrogate" benutzen, die nicht dick machen: Kaugummis, Bonbons für Diabetiker, Gewürznelken, Dörrobst mit Steinen, auf denen man stundenlang herumkauen kann, Popcorn ohne Salz oder Zucker oder rohes Gemüse (Karotten, Radieschen). Natürlich kostet auch ständiges Knabbern oder Lutschen Geld; aber das sollte uns die Gesundheit wert sein. Außerdem sparen Nichtraucher auf Dauer immer Geld!

Raucherentwöhnung geht mit objektiven körperlichen Entzugserscheinungen einher; doch sie sind nicht gefährlich und recht gut zu beheben.

Was kann man gegen körperliche Entzugserscheinungen tun?

Manche Menschen sind willensstark genug, um den Entzug einfach auszuhalten. Bei anderen wiederum kommt es – wenn Nikotin plötzlich fehlt – häufig zu

- gesteigertem Appetit,
- Verstopfung,
- Kopfschmerzen,
- Schweißausbrüchen,
- Müdigkeit und Konzentrationsmangel,
- Herzbeschwerden und Kreislaufstörungen.

Dagegen kann man sich Medikamente verschreiben lassen, oft hilft aber schon eine Umstellung der Ernährungsweise.

Was kann man gegen psychische Entzugserscheinungen tun?

Raucherentwöhnung ist zum größten Teil Psychologie, weil sich die körperlichen Entzugserscheinungen gut in den Griff bekommen lassen. Gereiztheit, Unruhe, Nervosität, Schlafstörungen und Herzbeschwerden sind Symptome, die man mit einem festen Begleitprogramm wirksam bekämpfen kann. Man muß sich eben andere Formen der Belohnung oder des Streß-Ausgleichs suchen: ein Hobby, Kulturveranstaltungen, Sport und alles andere, wozu Sie Lust haben.

Psychische Entzugserscheinungen bleiben oft hartnäckiger, wenn man mit dem Rauchen aufhört. Es gibt aber viele Möglichkeiten, Streß abzubauen und sich etwas Gutes zu tun!

Welcher Raucher-Typ bin ich?

Wer herausfindet, was für ein Raucher-Typ er ist, kann Einwände gegen das Aufhören besser entkräften.

Die meisten Raucher haben schon versucht aufzuhören. Wenn Sie es nicht schaffen, hat das vielleicht damit zu tun, daß Sie die falsche Strategie gewählt haben. Es gibt verschiedene Raucher-Typen; wie man am besten vorgeht, ist nicht zuletzt eine Frage der Motivation. Oft hilft es, die psychologischen Fallen zu erkennen, die wir uns selbst stellen.

Warum soll gerade ich vom Rauchen krank werden?

Daß Rauchen schädlich ist, weiß jeder; doch der Typ „Zweifler" klammert sich sehr gerne an die Ausnahmen von der Regel:

- Warum soll ich aufhören zu rauchen, wenn es mir nichts ausmacht?
- Es ist statistisch erwiesen, daß Rauchen das Leben verkürzt; aber warum soll ich nicht zu denen gehören, die rauchen und steinalt werden?

Die Gegenargumente sind in diesen Fällen:

- Es wird mir eines Tages etwas ausmachen, und dann ist es vielleicht schon zu spät.
- Statistisch gesehen kann man auch einen Sechser im Lotto haben, aber wahrscheinlich ist das nicht.

Habe ich überhaupt eine Chance?

Bauen Sie Ihre Raucherentwöhnung gezielt auf einer starken Motivation gegen Unsicherheit und Zweifel auf.

Viele Raucher hören nur zu gern auf falsche Autoritäten. Sie sind auf Vorbilder angewiesen und resignieren aus „sozialen" Gründen:

- Mein Arzt raucht ja selbst; wenn er mir das Rauchen nicht verbietet, kann es doch nicht so schädlich sein.
- Ich rauche schon so lange, daß ich garantiert keine Chance habe, nicht rückfällig zu werden.
- Ich habe schon öfter probiert aufzuhören; aber dann bin ich für meine Mitmenschen unerträglich."

Die Gegenargumente sind in diesen Fällen:
- Auch Ärzte sind Menschen mit Fehlern und Schwächen. Wenn mein Arzt aus dem Fenster springt, muß ich das nachmachen?
- Die Belastung durch Entzugserscheinungen dauert nur ein paar Wochen; Belästigungen und Risiken durch Passivrauchen dauern, solange ich rauche.

Was habe ich davon, mit dem Rauchen aufzuhören?

Man sollte nicht immer nur an die Statistik und an den Tod denken, der für die meisten Lebenden doch psychologisch weit entfernt ist. Freuen Sie sich statt dessen lieber auf ganz naheliegende „Belohnungen" für den Fall, daß Sie wirklich mit dem Rauchen aufhören:
- Sie werden sich gesünder fühlen vor allem morgens hört das lästige Spucken, Räuspern und Husten auf. Die Wahrscheinlichkeit, daß Sie nachts schnarchen, wird sehr viel geringer. Die Anfälligkeit für Erkältungen, Sodbrennen sowie Magen- und Darmkrankheiten wird deutlich sinken.
- Sie können sich auf ein längeres Leben mit lieben Menschen freuen. Sie nehmen viele Belastungen, Sorgen und manchen Konfliktstoff aus den Beziehungen zu Partnern, Freunden und Kollegen.
- Sie werden wieder fit und beruflich oder sportlich leistungsfähig – und Sie bleiben es auch.
- Sie sparen nach dem heutigen Stand der Dinge jedes Jahr 2000 bis 3000 Mark.
- Sie werden wieder besser riechen und schmecken – ein sinnlicher Gewinn beim Essen und Trinken.
- Sie werden mehr Freude an der Liebe haben, körperlich leistungsfähiger sein, wachere Sinne haben.
- Sie bekommen wieder eine schönere Haut, und Ihre Zähne werden wieder weiß.

Ein Ziel positiv denkend anzugehen erhöht die Chance, es zu erreichen, beträchtlich. Bei der Raucherentwöhnung gewinnen Sie wirklich eine Menge!

Welche Sportarten bieten sich bei Bluthochdruck an?

Wer einen „Streßberuf" ausübt und unter Bluthochdruck leidet, sollte sich bei der Wahl seiner Sportart von seinem Arzt beraten lassen.

Hypertoniker können nicht nur, sie sollen sogar Sport treiben, weil nämlich ein gewisses Belastungstraining das Herz stärkt und den Kreislauf stabilisiert. Das gesunde Maß dafür ist jedoch sehr wichtig.

Es sollte in der Regel die Devise gelten: Spaß ja, große Anstrengungen nein.

Oft ergibt sich schon eine Vorbelastung durch den Beruf. Als Anhaltspunkt dafür kann eine Statistik dienen, nach der „Streßberufe" aus unterschiedlichen Gründen sehr hoch in einer Skala von maximal zehn Punkten angesiedelt werden:

Beruf	Streßpunkte
Fluglotse/Militärpilot	10,0
Bergarbeiter	8,3
Polizist	7,7
Gefängniswärter	7,5
Journalist	7,5
Bauarbeiter	7,5
Werbegrafiker	7,3
Arzt	6,9

Wie hoch darf der Belastungsblutdruck sein?

Eine bewährte Faustregel aus der ärztlichen Praxis besagt, daß der Blutdruck bei einer Belastung von 100 Watt auf dem Fahrrad oder Hometrainer nicht über 200/100 mm Hg liegen soll.

Als Obergrenze für körperliche Belastungen bei Sport oder Arbeit gelten 75 Prozent der absoluten Belastungsgrenze. Das sind 180 Pulsschläge pro Minute abzüglich der Zahl der Lebensjahre: Bei einem 60 Jahre alten Mann sollte der Puls beim Sport also nach Möglichkeit nicht über 120 steigen.

Hypertoniker sollten extreme Sportarten, Leistungssport und falschen Ehrgeiz meiden.

Welche Sportarten sind ungeeignet?

Kraftsport oder Krafttraining sind gefährlich, weil die starke Muskelanspannung Herz und Blutgefäße schnell überlastet. Wenn Sie vor Anstrengung einen roten Kopf bekommen, dann ist das zuviel! Höchstleistungen oder Extremsportarten sind zu meiden. Aber auch auf ausgeprägte Wettkampf-Situationen, in denen es wie beim Turniertennis oder beim Squash auf den Sieg ankommt, sollten sie verzichten. Das gleiche gilt für Leichtathletik (Sprints, Kugelstoßen!) und die meisten Mannschafts-Ballspiele. Druckprobleme gibt es auch beim Tauchen und beim Bergsteigen.

Entscheidend beim Sport ist für Hypertoniker, daß sie sich danach nicht erschöpft, sondern entspannt fühlen.

Welche Sportarten sind mit Einschränkungen geeignet?

Mit Einschränkungen geeignet sind Sportarten wie Trimmläufe, Segeln und Surfen, Reiten und Bergwandern, Tennis oder Schwimmen (Kraulen und Butterfly nein, entspanntes Brust- und Rückenschwimmen ja). Auch Kegeln ist mehr wegen der Geselligkeit in Ordnung. Der Sport selbst, meistens in Verbindung mit schlechter Luft und Alkoholkonsum, schadet dagegen eher. Während nicht zu starkes Rudern ein gutes Kreislauftraining darstellt, werden beim Paddeln Oberkörper und Herz einseitig belastet.

Beim Aqua-Jogging steht man bis zum Hals im Wasser und läuft langsam („schwebend") gegen den Wasserwiderstand an. Dabei darf man weder auf der Stelle treten noch ins Schwimmen geraten.

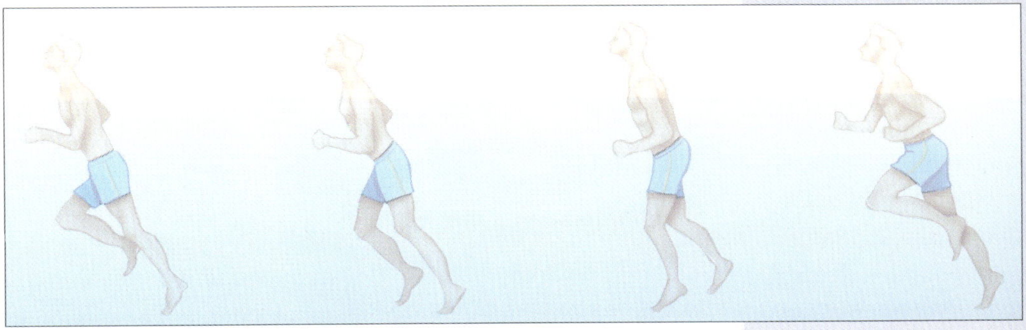

Leichte Ausdauersportarten sind bei Bluthochdruck besonders zu empfehlen. Alpiner Skilauf gehört nur auf leichten Pisten dazu.

Was ist „Aqua-Jogging"?

Fachleute empfehlen Hypertonikern immer häufiger das „Aqua-Jogging" als Training für Herz, Kreislauf und Muskulatur. Im Vergleich zum normalen Joggen verbraucht man dabei wegen des Wasserwiderstandes etwa ein Drittel mehr Energie, kommt aber kaum in Versuchung, zu schnell zu werden, denn: Je schneller man läuft, desto größer wird der Wasserwiderstand. Wasser übt eine sanfte Massagewirkung auf den Kreislauf aus. Das fördert die Durchblutung, da sich die Blutgefäße dem Druck und der Temperatur des Wassers anpassen. Die beste Wirkung hat Aqua-Jogging daher bei Wassertemperaturen zwischen 25 und 32 Grad.

Welche Sportarten sind für Hypertoniker gut geeignet?

Am besten geeignet für Menschen mit Bluthochdruck sind Ausdauersportarten, wie Walking, Skilanglauf, Eislanglauf, Radfahren, die sich ohne allzu große Anstrengung ausüben lassen. Sie erleichtern das Abnehmen, senken erhöhte Blutfett- und Blutzuckerwerte und erschweren das Rauchen. Man sollte drei- bis viermal in der Woche Sport treiben; wenn das nicht möglich ist, sollte man zusätzlich zu einem zeitintensiven Sport wenigstens jeden Tag ein paar Minuten für ein kleines persönliches Gymnastikprogramm opfern.

Ein kleines Bier ersetzt schon den Kalorienverbrauch eines einstündigen Fußmarsches. Deshalb sollte man beim Sport oder danach nur Saft oder Wasser trinken.

Wie viele Kalorien verbrauche ich bei welcher Sportart?

- Wandern ohne Gepäck — 50 Kalorien auf 1 km
- Radfahren (ebenerdig) — 90 Kalorien auf 5 km
- „Gesundmarsch" (schnelles Gehen) — 95 Kalorien auf 2,5 km
- Bergwandern — 100 Kalorien in 30 Minuten
- Gymnastik — 150 Kalorien in 30 Minuten

• Golf spielen	160 Kalorien in 30 Minuten
• Gesellschaftstanz	160 Kalorien in 30 Minuten
• Tischtennis spielen	170 Kalorien in 30 Minuten
• Paddeln	200 Kalorien auf 4 km
• Sportliches Tanzen	210 Kalorien in 30 Minuten
• Skilanglauf	240 Kalorien auf 2 km
• Joggen	240 Kalorien auf 4 km.

Checkliste für die Eigeninitiative bei Bluthochdruck

◇ Kann ich meinen Blutdruck messen?
◇ Führe ich ein Bluthochdruck-Tagebuch?
◇ Gehe ich regelmäßig zur Kontrolluntersuchung?
◇ Sind bei mir Herz, Nieren und Leber gesund?
◇ Sorge ich für ausreichenden und guten Schlaf?
◇ Achte ich auf ausreichende Erholung?
◇ Verbringe ich meinen Urlaub vernünftig oder abenteuerlich?
◇ Kann ich mich richtig entspannen?
◇ Sorge ich für ein harmonisches Privatleben?
◇ Habe ich einen „Streßberuf", sorge ich für Ausgleich?
◇ Kontrolliere ich mein Körpergewicht?
◇ Lebe ich kalorienbewußt?
◇ Befolge ich die Diät-Anweisungen meines Arztes?
◇ Achte ich auf Salz im Essen?
◇ Esse ich wenig tierisches und viel pflanzliches Fett?
◇ Bin ich ein Liebhaber von Süßigkeiten?
◇ Trinke ich Alkohol – viel, regelmäßig?
◇ Nehme ich regelmäßig blutdrucksenkende Medikamente ein?
◇ Achte ich auf die Nebenwirkungen anderer Medikamente?
◇ Rauche ich – vor allem Zigaretten?
◇ Welchen Sport treibe ich?
◇ Treibe ich regelmäßig Sport?
◇ Strenge ich mich beim Sport sehr an?

Jeder der nebenstehenden Punkte bietet einen wirksamen Ansatz, um selbst etwas gegen Bluthochdruck zu tun. Es lohnt sich, keine dieser Möglichkeiten auszulassen.

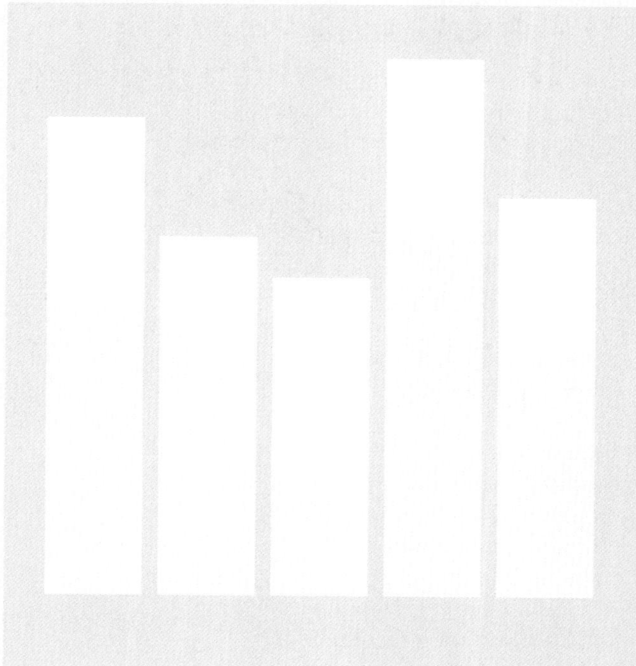

Was enthält wieviel?

Für Hypertoniker sind außer den Kalorien natürlich auch Cholesterinwerte und Kochsalzgehalt der verschiedenen Nahrungsmittel wichtig. Die folgenden Tabellen können nicht vollständig sein, stellen aber nach unserer Ansicht eine praktische Auswahl und eine gute Orientierungshilfe für den Alltag dar.

Wie viele Kalorie

Milchprodukte und Eier:

Milch, 3,5 % Fett	65
Milch, 1,5 % Fett	45
Joghurt, 3,5 % Fett	68
Joghurt, 0,3 % Fett	40
Früchtejoghurt, 1,5 % Fett mit Zucker	83
Früchtejoghurt, 1,5 % Fett mit Süßstoff	50
Fruchtquark mit Süßstoff	62
Buttermilch	35
Kondensmilch	130
Sahne, süß, 30 % Fett	310
Sahne, sauer, 28 % Fett	188
Sahne, sauer, 10 % Fett	115
Chester, 50 % Fett	398
Emmentaler, 45 % Fett	398
Edamer, 45 % Fett	369
Edamer, 30 % Fett	265
Edelpilzkäse, 50 % Fett	395
Gouda, 45 % Fett	384
Tilsiter, 45 % Fett	357
Tilsiter, 30 % Fett	282
Brie, 50 % Fett	352
Camembert, 50 % Fett	328
Camembert, 30 % Fett	214
Harzer Korbkäse, unter 10 % Fett	134
Limburger, 40 % Fett	275
Limburger, 20 % Fett	187
Romadur, 20 % Fett	184
Doppelrahmfrischkäse, 60 % Fett	341
Körniger Frischkäse, 20 % Fett	110
Speisequark, 40 % Fett	167
Speisequark, mager	77
Schmelzkäse, 60 % Fett	339
Schmelzkäse, 20 % Fett	220
Hühnerei (48 g im Schnitt!)	80
Hühnereigelb (mittelgroß, 17 g)	60
Hühnereiweiß (mittelgroß, 31 g)	15

Fette und Öle:

Butter	755
Diätmargarine	725
Halbfettmargarine	385
Schweineschmalz	898
Maiskeimöl	899
Olivenöl	897
Sonnenblumenöl	899

Fleisch, Wild, Geflügel:

Kalbfleisch, Keule/Schlegel	100
Kotelett	110
Schnitzel	100
Bug/Schulter	110
Brust	130
Kalbsherz	115
Kalbshirn	110
Kalbsleber	130
Kalbsniere	125
Kalbszunge	125
Rindfleisch, Bug/Schulter	140
Filet	115
Dicke Rippe/Rostbraten	225
Kamm/Hals	135
Keule	150
Oberschale	120
Roastbeef	175
Rinderherz	125
Rinderleber	130
Rinderniere	115
Rinderzunge	205
Rinderhackfleisch	240
Tartar	120
Schweinefleisch, Kamm	346
Keule	274
Kotelett	336
Filet	165
Schnitzel	155
Schweineleber	135
Schweineniere	115
Truthahn/Pute, Jungtier	150
Brust	105
Keule	115
Gans	342
Huhn, gebraten	133
Brust	99
Keule	110
Herz	124
Leber	135
Suppenhuhn	255
Hase	115
Hirsch	112
Reh, Keule/Schlegel	85
Rücken	120
Lammfilet	112
Lammkeule	234
Lammkotelett	348
Lammlende	194

Fleisch- und Wurstwaren:

Lachsschinken	144
Schinken, gekocht	263
Schinken, geräuchert	384
Bockwurst	277
Bratwurst (Schwein)	242
Cervelatwurst	456
Corned Beef (deutsch)	141
Dosenwürstchen	228
Fleischkäse	255
Fleischwurst	314
Frankfurter Würstchen	240
Truthahn-Mortadella	214
Truthahn-Bierschinken	142
Gelbwurst	342
Jagdwurst	325

sind im Essen?

Kalbsbratwurst	324
Leberwurst	424
Mettwurst	511
Mortadella	345
Münchner Weißwurst	240
Rotwurst (Blutwurst)	452
Salami (deutsch)	518

Fisch und Meeresfrüchte:

Heilbutt	100
Hering	155
Matjeshering	265
Bismarckhering	210
Brathering	220
Kabeljau	75
Seelachs	80
Seelachs, geräuchert	100
Makrele	180
Makrele, geräuchert	222
Schellfisch	75
Scholle	75
Seezunge	80
Forelle	100
Aal	280
Aal, geräuchert	330
Lachs	200
Tintenfisch	68
Karpfen	115
Miesmuscheln	65
Garnelen	80
Ölsardinen (abgetropft)	225

Getreideerzeugnisse:

Haferflocken (Vollkorn)	385
Reis	350
Weizengrieß	350
Weizenmehl, Typ 405	345
Cornflakes	365
Weizenkeime	375
Roggenvollkornbrot	225
Brötchen	255
Weißbrot	245
Knäckebrot	360
Pumpernickel	235
Roggenmischbrot	240
Weizenmischbrot	245
Butterkekse	438
Zwieback ohne Ei	380

Teigwaren:

Eierteigwaren	365
Spaghetti ohne Ei	360
Vollkornnudeln	343

Gemüse:

Kartoffeln	85
Möhren	40
Kohlrabi	25
Lauch (Porree)	35
Rettich	20
Rote Rüben	35
Knollensellerie	40
Spargel	20
Zwiebeln	45
Bleichsellerie	20
Blumenkohl	30
Brokkoli	35
Chinakohl	15
Aubergine	25
Feldsalat	20
Grünkohl	45
Kopfsalat	15
Gartenkresse	45
Chicorée	15
Rosenkohl	50
Rotkohl	25
Spinat	25
Weißkohl	25
Wirsing	35
Gurke	10
Paprika	25
Tomate	20
Bohnen (grün)	30
Bohnen (weiß)	330
Erbsen (grün)	80
Linsen	330
Sauerkraut, abgetropft	25
Champignons	25

Obst:

Apfel, Birne	55
Aprikosen	55
Kirschen, süß	65
Kirschen, sauer	60
Pfirsiche	45
Pflaumen	60
Brombeeren	50
Erdbeeren	35
Himbeeren	40
Johannisbeeren	45
Stachelbeeren	40
Weintrauben	70
Ananas	55
Apfelsine	55
Banane	100
Grapefruit	40

Süßwaren:

Konfitüre (Durchschnitt)	265
Honig	325
Zucker	400
Kakaopulver	450
Vollmilchschokolade	550
Eiscreme	160

Alkoholische Getränke:

Vollbier, hell	45
Weißwein	70
Sekt	85
Klare Schnäpse, 38 %	210

Alle Angaben beziehen sich auf Kilokalorien per 100 Gramm;
Quelle: „Gesund – durch weniger Cholesterin“, Bristol Arzneimittel

Was hat viel und was

Milchprodukte und Eier:

Milch, 3,5 % Fett	12
Milch, 1,5 % Fett	5
Joghurt, 3,5 % Fett	10
Joghurt, 1,5 % Fett	5
Joghurt, 0,3 % Fett	Spuren
Früchtejoghurt, 3,5 % Fett	-
Früchtejoghurt, 1,5 % Fett mit Zucker	9
Früchtejoghurt, 1,5 % Fett mit Süßstoff	-
Dickmilch mit Früchten und Süßstoff	-
Fruchtquark mit Süßstoff	-
Buttermilch	4
Kondensmilch	25
Sahne, süß, 30 % Fett	109
Sahne (Kaffeerahm), 10 % Fett	34
Sahne, sauer, 28 % Fett	52
Sahne, sauer, 10 % Fett	34
Chester, 50 % Fett	112
Emmentaler, 45 % Fett	105
Edamer, 45 % Fett	95
Edamer, 30 % Fett	54
Edelpilzkäse, 50 % Fett	112
Gouda, 45 % Fett	99
Tilsiter, 45 % Fett	95
Tilsiter, 30 % Fett	58
Brie, 50 % Fett	95
Camembert, 50 % Fett	61
Camembert, 45 % Fett	71
Camembert, 30 % Fett	44
Harzer Korbkäse, unter 10 % Fett	7
Limburger, 40 % Fett	68
Limburger, 20 % Fett	31
Romadur, 20 % Fett	31
Doppelrahmfrischkäse, 60 % Fett	105
Körniger Frischkäse, 20 % Fett	–
Schichtkäse, 20 % Fett	14
Speisequark, 40 % Fett	14
Speisequark, 20 % Fett	14
Speisequark, mager	–
Schmelzkäse, 60 % Fett	87
Schmelzkäse, 45 % Fett	80
Schmelzkäse, 20 % Fett	26
Hühnerei (48 g im Schnitt!)	220
Hühnereigelb (mittelgroß, 17 g)	220
Hühnereiweiß (mittelgroß, 31 g)	–

Fette und Öle:

Butter	240
Diätmargarine	–
Halbfettmargarine	–
Butterschmalz	340
Schweineschmalz	100
Maiskeimöl	–
Olivenöl	–
Sonnenblumenöl	–

Fleisch, Wild, Geflügel:

Kalbfleisch, Keule/Schlegel	90
Kotelett	90
Schnitzel	90
Bug/Schulter	90
Brust	90
Kalbsherz	140
Kalbshirn	3150
Kalbsleber	250
Kalbsniere	350
Kalbszunge	140
Rindfleisch, Bug/Schulter	70
Filet	70
Dicke Rippe/Rostbraten	70
Kamm/Hals	70
Keule	70
Oberschale	70
Roastbeef	70
Rinderherz	140
Rinderleber	250
Rinderniere	350
Rinderzunge	140
Rinderhackfleisch	70
Tartar	70
Schweinefleisch, Kamm	70
Keule	70
Kotelett	70
Filet	70
Schnitzel	70
Schweineleber	346
Schweineniere	350
Truthahn/Pute, Jungtier	75
Brust	60
Keule	75
Ente	75
Gans	75
Huhn, gebraten	75
Brust	75
Keule	75
Herz	170
Leber	555
Suppenhuhn	75
Hase	110
Hirsch	110
Reh, Keule/Schlegel	110
Rücken	110

Hammel- und Lammfleisch:

Muskelfleisch ohne Fett	70
Filet	70
Keule/Schlegel	70
Kotelett	70
Lende	65

wenig Cholesterin?

Fleisch- und Wurstwaren:

Lachsschinken	85
Schinken, gekocht	70
Schinken, geräuchert	70
Bierschinken	85
Bockwurst	100
Bratwurst (Schwein)	100
Cervelatwurst	85
Corned Beef (deutsch)	70
Dosenwürstchen	100
Fleischkäse	85
Fleischwurst	85
Frankfurter Würstchen	100
Truthahn-Mortadella	56
Truthahn-Bierschinken	55
Gelbwurst	85
Jagdwurst	85
Kalbsbratwurst	100
Leberpastete	85
Leberwurst	85
Mettwurst	85
Mortadella	85
Münchner Weißwurst	100
Rotwurst (Blutwurst)	85
Salami (deutsch)	85
Wiener Würstchen	85

Fisch und Meeresfrüchte:

Heilbutt	50
Hering	44
Matjeshering	60
Hering, mariniert (Bismarckhering)	60
Brathering	87
Heringsfilet in Tomatensoße	42
Kabeljau	50
Seelachs	33
Seelachs, geräuchert	70
Makrele	70
Makrele, geräuchert	22
Schellfisch	60
Scholle	50
Seezunge	60
Forelle	55
Aal	70
Aal, geräuchert	70
Lachs	60
Tintenfisch	170
Karpfen	35
Miesmuscheln	150
Austern	220
Garnelen	138
Ölsardinen (abgetropft)	140
Thunfisch in Öl (mit Soße)	42

Getreide und Getreideerzeugnisse:

Haferflocken (Vollkorn)	–
Naturreis	–
Reis, poliert	–
Weizengrieß	–
Weizenmehl, Typ 405	–
Mondamin/Maizena	–
Cornflakes	–
Weizenkeime	–
Roggenvollkornbrot	–
Brötchen	–
Weißbrot	–
Knäckebrot	–
Pumpernickel	–
Roggenmischbrot	–
Weizenmischbrot	–
Butterkekse	80
Zwieback ohne Ei	–

Teigwaren:

Eierteigwaren	94
Spaghetti ohne Ei	–
Vollkornnudeln	–

Gemüse:
kein Cholesterin

Obst:
kein Cholesterin

Säfte:
kein Cholesterin

Süßwaren:

Konfitüre (Durchschnitt)	–
Honig	–
Zucker	–
Kakaopulver, schwach entölt	–
Schokolade, milchfrei	–
Vollmilchschokolade	–

Eis:

Eiscreme	35
Milchspeiseeis	9
Fruchteis	6

Akoholische Getränke:

Vollbier, hell	–
Weißwein	–
Sekt, deutsch	–
Klare Schnäpse, 32 %	–
Klare Schnäpse, 38 %	–
Weinbrand	–
Whisky	–
Dessertwein (Port, Sherry, Wermut)	–

Alle Angaben beziehen sich auf den Cholesteringehalt in Milligramm pro 100 Gramm;
Quelle: „Gesund – durch weniger Cholesterin", Bristol Arzneimittel

Wieviel Salz ist in welchen

Milchprodukte und Eier:	
Milch, 3,5 % Fett	48
Milch, 1,5 % Fett	47
Joghurt, 3,5 % Fett	48
Joghurt, 0,3 % Fett	57
Früchtejoghurt, 1,5 % Fett	45
Fruchtquark mit Süßstoff	45
Buttermilch	55
Kondensmilch	100
Sahne, süß, 30 % Fett	34
Sahne, sauer, 28 % Fett	53
Sahne, sauer, 10 % Fett	40
Chester, 50 % Fett	675
Emmentaler, 45 % Fett	620
Edamer, 45 % Fett	654
Edamer, 30 % Fett	800
Edelpilzkäse, 50 % Fett	450
Gouda, 45 % Fett	860
Tilsiter, 45 % Fett	773
Tilsiter, 30 % Fett	1000
Brie, 50 % Fett	1170
Camembert, 50 % Fett	740
Camembert, 30 % Fett	954
Harzer, unter 10 % Fett	987
Limburger, 40 % Fett	1300
Limburger, 20 % Fett	1280
Romadur, 20 % Fett	1235
Doppelrahmfrischkäse, 60 % Fett	606
Körniger Frischkäse, 20 % Fett	35
Speisequark, 40 % Fett	29
Speisequark, mager	36
Schmelzkäse, 60 % Fett	1260
Schmelzkäse, 20 % Fett	1260
Hühnerei (48 g im Schnitt!)	66
Hühnereigelb (mittelgroß, 17 g)	9
Hühnereiweiß (mittelgroß, 31 g)	57

Fette und Öle:	
Butter	5
Diätmargarine	39
Halbfettmargarine	390
Schweineschmalz	1
Maiskeimöl	1
Olivenöl	1

Fleisch, Wild, Geflügel:	
Kalbfleisch, Keule/Schlegel	86
Kotelett	93
Schnitzel	83
Bug/Schulter	90
Brust	105
Kalbsherz	120
Kalbshirn	172
Kalbsleber	84
Kalbsniere	200
Kalbszunge	84
Rindfleisch, Bug/Schulter	68
Filet	51
Dicke Rippe/Rostbraten	95
Kamm/Hals	76
Keule	70
Oberschale	70
Roastbeef	74
Rinderherz	85
Rinderleber	116
Rinderniere	245
Rinderzunge	80
Rinderhackfleisch	70
Tartar	43
Schweinefleisch, Kamm	62
Keule	72
Kotelett	62
Filet	74
Schnitzel	56
Schweineleber	150
Schweineniere	173
Truthahn/Pute, Jungtier	63
Brust	46
Keule	86
Gans	85
Huhn, gebraten	83
Brust	66
Keule	95
Herz	111
Leber	68
Suppenhuhn	82
Hase	50
Hirsch	70
Reh, Keule/Schlegel	60
Rücken	84
Hammelfilet	94
Hammelkeule	78
Hammelkotelett	90
Hammellende	78

Fleisch- und Wurstwaren:	
Lachsschinken	–
Schinken, gekocht	960
Schinken, geräuchert	1400
Bockwurst	700
Bratwurst (Schwein)	520
Cervelatwurst	1260
Corned Beef (deutsch)	830
Dosenwürstchen	711
Fleischkäse	740
Fleischwurst	829
Frankfurter Würstchen	778
Truthahn-Mortadella	655
Truthahn-Bierschinken	740
Gelbwurst	640
Jagdwurst	818
Kalbsbratwurst	520
Leberwurst	310
Mettwurst	1090
Mortadella	668
Münchner Weißwurst	620
Rotwurst (Blutwurst)	680

Nahrungsmitteln?

Fisch und Meeresfrüchte:

Heilbutt	56
Hering	74
Matjeshering	2500
Bismarckhering	1000
Brathering	569
Kabeljau	72
Seelachs	81
Seelachs, geräuchert	455
Makrele	95
Makrele, geräuchert	261
Schellfisch	116
Scholle	104
Seezunge	100
Forelle	39
Aal	65
Aal, geräuchert	798
Lachs	51
Karpfen	51
Miesmuscheln	290
Garnelen	146
Ölsardinen (abgetropft)	823

Getreideerzeugnisse:

Haferflocken (Vollkorn)	6
Naturreis	10
Weizengrieß	1
Weizenmehl, Typ 405	2
Cornflakes	1180
Weizenkeime	5
Roggenvollkornbrot	424
Brötchen	485
Weißbrot	385
Knäckebrot	463
Pumpernickel	569
Roggenmischbrot	400
Weizenmischbrot	400
Butterkekse	460
Zwieback ohne Ei	265

Teigwaren:

Eierteigwaren	7
Spaghetti ohne Ei	5
Vollkornnudeln	10

Gemüse:

Kartoffeln	3
Möhren	45
Kohlrabi	10
Lauch (Porree)	5
Rettich	18
Rote Rüben	48
Knollensellerie	77
Spargel	2
Zwiebeln	8
Bleichsellerie	132
Blumenkohl	16
Brokkoli	15
Chinakohl	7
Aubergine	3
Feldsalat	4
Grünkohl	75
Kopfsalat	12
Gartenkresse	14
Chicorée	4
Rosenkohl	12
Rotkohl	4
Spinat	62
Weißkohl	13
Gurke	12
Zuckermais	0,3
Paprika	2
Tomate	3
Bohnen (grün)	2
Bohnen (grün, Dose)	236
Erbsen (grün, Dose)	260
Linsen	36
Sauerkraut, abgetropft	650
Champignons	6
Champignons (Dose)	319

Obst:

Apfel	1
Birne	2
Aprikosen	0,6
Kirschen	3
Mirabellen	3
Pfirsiche	1
Pflaumen	2
Brombeeren	4
Erdbeeren, Heidelbeeren	1
Himbeeren	3
Johannisbeeren	2
Stachelbeeren	1
Weintrauben, Ananas	2
Apfelsine, Banane	1
Grapefruit, Mandarine	2
Wassermelone	0,5
Feige	2

Süßwaren:

Konfitüre (Durchschnitt)	13
Honig	7
Kakaopulver, schwach entölt	60
Schokolade, milchfrei	19
Vollmilchschokolade	86
Eiscreme	110
Fruchteis	20

Akoholische Getränke:

Vollbier, hell	5
Weißwein	2
Sekt, deutsch	40
Klare Schnäpse	–
Weinbrand	2,4

Alle Angaben beziehen sich auf den Kochsalzgehalt in Milligramm pro 100 Gramm;
Quelle: „Gesund – durch weniger Cholesterin", Bristol Arzneimittel

Anhang

In diesem Kapitel finden Sie ein Wörterbuch der wichtigsten medizinischen Fachbegriffe, die im Zusammenhang mit Herz- und Kreislaufkrankheiten auftauchen. Es folgen nützliche Adressen, über die Sie zusätzliche Informationen beziehen können, und schließlich ein Sachregister, damit Sie jedes Stichwort im Buch schnell finden können.

Was bedeutet was?

ACE-Hemmer: Die sogenannten Konversionsenzymhemmer sind Medikamente, die die Produktion eines blutdrucksteigernden Enzyms unterbinden.

Adrenalin: Streßhormon oder „Flucht-und-Kampf-Hormon", das Herzschlag und Atmung beschleunigt und somit den Blutdruck und den Blutzukkerspiegel erhöht.

Alkohol: Energiereiches und berauschendes Genußgift auf der Grundlage von Kohlenhydraten.

Allergie: Übermäßige Abwehrreaktion des körpereigenen Immunsystems gegen Fremdstoffe, Krankheitserreger und Keime.

Angina pectoris: Engegefühl in der Herzgegend; der Herzmuskel leidet wegen Durchblutungsstörungen an Sauerstoff, das sorgt für einen drükkenden Schmerz in der Brust, der auch in Arme, Schultern, Hals und Oberbauch ausstrahlen kann.

Antihypertensiva: Blutdrucksenkende Medikamente.

Arterien: Blutgefäße, die sauerstoffreiches Blut aus der Lunge vom Herzen weg transportieren.

Arteriosklerose: Arterienverkalkung mit erhöhtem Blutdruck durch Ablagerungen von Cholesterin und Kalk in den Arterien.

Ballondilatation: Eingriff zur Erweiterung einer verengten Arterie durch einen Katheter, mit dem ein Ballon an die Verengung geführt und dort aufgeblasen wird, um Ablagerungen in die Gefäßwand zu drücken.

Betablocker: Blutdrucksenkende Medikamente, die jene Betarezeptoren in den Zellen blockieren bzw. besetzen, die Streßhormone zur Entfaltung ihrer Wirkung brauchen.

Blutdruckamplitude: Unterschied zwischen dem systolischen und dem diastolischen Blutdruck; kann für die Erkennung der Ursachen für eine Blutdruckveränderung sehr wichtig sein.

Bypass: Umgehung eines verengten bzw. verstopften Blutgefäßes durch eine Vene, Arterie oder einen Kunststoffschlauch.

Cholesterin: Blutfett; ein Baustein der Körperzellen und zugleich ein Grundstoff, aus dem der Körper auch andere Wirkstoffe herstellt. Cholesterin verbindet sich entweder mit der „guten" Transportsubstanz HDL

(Lipoproteine mit hoher Dichte, englisch: high-density lipoproteins), die überschüssiges Cholesterin aus den Zellen in die Leber abtransportiert, wo es abgebaut wird. Oder es verbindet sich mit der „schlechten" Transportsubstanz LDL (Lipoproteine von geringer Dichte, englisch: low-density lipoproteins). Bei LDL-Cholesterin lösen sich Teile des überschüssigen Cholesterins während des Transports durch die Blutbahn vorzeitig, lagern sich an den Gefäßwänden ab und verursachen Arteriosklerose.

Diastolischer Blutdruck: Entspannungs-Blutdruck während der Erschlaffungsphase des Herzmuskels (unterer Meßwert).

Diät: Kostplan nach ärztlicher Verordnung, alte Behandlungsmethode bei vielen Krankheiten und Stoffwechselstörungen.

Diuretika: Harntreibende Mittel, die Salz aus dem Körper schwemmen. Sie werden oft und erfolgreich bei Bluthochdruck eingesetzt.

Eiweiß: Aufbaustoff des Körpers oder Grundnährstoff des Körpergewebes aus Aminosäuren; wird überwiegend aus Fleisch, Fisch und Milchprodukten gewonnen.

EKG: Elektrokardiogramm; elektrische Meßmethode der Herzströme zur Diagnose von Herzfunktionsstörungen.

Enzym: Fermente oder sogenannte Biokatalysatoren, die aus hochmolekularen Eiweißstoffen (Proteinen) bestehen und chemische Reaktionen im Körper beschleunigen.

Freie Radikale: Unvollständige Moleküle, denen z. B. ein Elektron fehlt und die deshalb dazu neigen, sich an eine andere Zelle anzukoppeln. Dann wird deren molekulares Gleichgewicht gestört, und es entstehen Schäden. Freie Radikale gelten als Hauptursache vieler Krankheiten, auch von Bluthochdruck und Arteriosklerose.

Grundnährstoffe: Kohlenhydrate wie Zucker und Stärke, Eiweiß und Fett.

Herzinfarkt: Mangeldurchblutung und Sauerstoffmangel durch verstopfte Arterien lassen einen Teil des Herzgewebes absterben.

Herzkatheter: Meßsonde, die bei der Koronarangiographie zu Untersuchungszwecken durch die Arterien bis zum Herzen geführt wird. Generell ist ein Katheter ein Schlauch oder ein Röhrchen.

Hormon: Körpereigener Wirkstoff, der Abläufe regelt und Vorgänge im Stoffwechsel auslöst.

Hypertonie: Ständig krankhaft erhöhter Blutdruck. Primärer oder essentieller Bluthochdruck hat keine bekannte Ursache, sekundärer Bluthochdruck eine körperliche.

Immunsystem: Körpereigenes Abwehrsystem gegen Infektionen bzw. Krankheitserreger durch Antikörper.

Insulinresistenz: Das blutzukkersenkende Hormon Insulin wirkt im Körper nicht richtig, der Körper widersteht dem Insulin.

Kalzium-Antagonisten: Herz- und Bluthochdruckmedikamente, die dem Kalzium den Zugang zu bestimmten Zellen in den Blutgefäßen verwehren und so dafür sorgen, daß das Herz weniger Sauerstoff braucht, die Blutgefäße sich entspannen und die Verkalkung verlangsamt wird.

Kohlenhydrate (KH): Grundnährstoff und hauptsächlicher Energielieferant des Körpers, wird überwiegend aus Pflanzen gewonnen.

Koronarangiographie: Untersuchungsmethode, bei der eine Sonde (Herzkatheter) durch Arterien bis zum Herzen vorgeschoben wird, um Verengungen der Blutgefäße und Funktionsstörungen des Herzens zu erkennen.

Koronargefäße: Herzkranzgefäße; Blutgefäße, die unmittelbar die Versorgung des Herzmuskels mit Blut, Sauerstoff und Nährstoffen sicherstellen.

Nephrosklerose: Verkalkung der Nierenblutgefäße, deren Filterwirkung immer mehr nachläßt. Die Folge ist eine langsame Selbstvergiftung (Urämie = Urinvergiftung) des Körpers mit Schadstoffen.

Schlaganfall: Gehirnblutung mit sofortigem Bewußtseinsverlust und häufig bleibenden Schäden wegen unterbundener Sauerstoff-Versorgung im Gehirn.

Systolischer Blutdruck: Spannungsblutdruck während der Zusammenziehung des Herzmuskels beim Pumpen (oberer Meßwert).

Urämie: Urinvergiftung. Siehe auch Nephrosklerose.

Widerstandshochdruck: Auch Drosselungshochdruck genannt, verursacht durch eine Verengung der kleinen Blutgefäße (Kapillaren) in Nieren oder Lungen.

Wo finde ich weitere Hilfe?

Deutsche Liga zur Bekämpfung
des hohen Blutdruckes e. V.
Deutsche Hypertonie Gesellschaft
Berliner Straße 46
69120 Heidelberg
Telefon: 0 62 21/41 17 74, Fax: 0 62 21/40 22 74

Kreislauf-Telefon (Mo.–Fr. 9–17 Uhr): 0 62 21/47 48 00
Dieses Telefon ist für akute Notfälle eingerichtet worden, in denen kein Arzt erreichbar ist. Es soll also auf keinen Fall zum Ersatz für das Gespräch mit dem Arzt werden. Außerdem gibt die Liga eine vierteljährlich erscheinende Patienten-Zeitschrift mit dem Titel „Druckpunkt" heraus.

Deutsche Herzstiftung e. V.
Wolfsgangstraße 20
60322 Frankfurt a. M.
Telefon: 0 69/95 51 28-0, Fax: 0 69/95 51 28–13

Die Herzstiftung betreibt Öffentlichkeitsarbeit für Patienten, informiert über Möglichkeiten der Vorbeugung und Behandlung bei Bluthochdruck, klärt über neue Behandlungsmethoden auf, fördert die wissenschaftliche Forschung und die Fortbildung von Ärzten und medizinischem Personal. Sie gibt die „Zeitschrift der Deutschen Herzstiftung" heraus und betreut Selbsthilfegruppen.

Deutsche Gesellschaft zur Bekämpfung von Fettstoffwechselstörungen und ihren Folgeerkranknungen DGFF (Lipid-Liga) e. V.
Waldklausenweg 20
81377 München
Telefon: 0 89/7 19 10 01, Fax: 0 89/7 14 26 87

Die Lipid-Liga ist für manche Patienten besonders wichtig, weil es sehr komplizierte Fälle von Störungen des Fettstoffwechsels gibt, bei denen sonst übliche Diäten nicht helfen.

Alle genannten Einrichtungen arbeiten bundesweit, stellen aber auf Anfrage Kontaktadressen örtlicher Anlaufstellen zur Verfügung.

Sachregister